PANE
CHETOGENICO

Pane Fatto in Casa - Ricette per una Dieta a Basso Contenuto di Carboidrati per la Perdita di Peso: Panini, Rosette, Crackers, Grissini, Piadine, Biscotti, Muffin, Pizza e Ricette Senza Glutine

KELLY KETLIS

ISBN: 978-1-80111-956-6

Avviso legale ed esclusione di responsabilità

Le informazioni contenute in questo libro e il suo contenuto non sono destinate a prendere il posto o a sostituire qualsiasi forma di consulenza medica o professionale; e non sono destinate a sostituire la necessità di consulenza o servizi medici, finanziari, legali o altri servizi professionali indipendenti, a seconda delle necessità. I contenuti e le informazioni contenute in questo libro sono stati forniti solo a scopo educativo e di intrattenimento.

Il contenuto e le informazioni contenute in questo libro sono state raccolte da fonti ritenute affidabili, e sono accurate al meglio delle conoscenze, informazioni e convinzioni dell'Autore. Tuttavia, l'autore non può garantire la sua accuratezza e validità e non può essere ritenuto responsabile per eventuali errori e/o omissioni. Inoltre, vengono periodicamente apportate modifiche a questo libro, se e quando necessario. Se del caso e/o necessario, è necessario consultare un professionista (incluso ma non limitato al proprio medico o altro consulente professionale) prima di utilizzare uno qualsiasi

2

Indice

Introduzione		**11**
	Capire la farina	15
1.	**Le basi della dieta chetogenica**	**21**
	Benefici della dieta chetogenica	27
	Dieta chetogenica: lista dei cibi	34
2.	**Ingredienti chetogenici**	**39**
3.	**Attrezzatura per la cottura**	**61**
4.	**Tabelle di conversione**	**67**
5.	**Pagnotte di pane chetogeniche**	**75**
	Pagnotta Diaria K	76
	Pagnotta Soffice K	78
	Pane K	80
	Pane a Basso Contenuto di Carboidrati	82
	Pane di Farina di Mandorle Semplice	86
6.	**Panini e Bagels chetogenici**	**89**
	Panini Soffici	90

Panini da Hamburger al Formaggio 92

Palline a Basso Contenuto di Carboidrati 94

Keto Bagel 97

Impasto per Bagel alla Mozzarella 99

7. **Crackers & Grissini chetogenici** **101**

Grissini K 102

Grissini al Formaggio 105

Crackers al Pesto 108

Crackers di Semi 110

Crackers Sale e Pepe 112

Crackers croccanti alle mandorle 114

8. **Piadine & Tortillas** **117**

Piadina a Basso Contenuto di Carboidrati 118

Tortilla a Basso Contenuto di Carboidrati 121

Tortillas di Farina di Mandorle 123

Tortillas di Farina di Cocco 126

Piadina Formaggiosa 128

Piadina ai 5 Ingredienti 130

9. **Pizza Chetogenica** **133**

Pizza Formaggiosa 134

Pizza Carnivora 136

Keto Suprema 139

La Hawaiana (Keto Style) 141

10. **Pane di Mais Chetogenico** **145**

Pane di Mais K 146

Pane di Mais Semplice 148

Pane di Mais Gustoso 150

Pane di Mais a Basso 152
Contenuto di Caraboidrati

Pane di Mais Dolce 154

Pane di Mais con Farina di 157
Mandorle

11. **Biscotti Chetogenici** **161**

Biscotti Sandwich 162

Biscotti al Formaggio 165

12. Muffin Chetogenici   **169**

    Muffin al Cioccolato K   170

    Muffin di Avena   172

    Muffin alle Noci e ai Semi di   174
    Lino

    Muffin ai Mirtilli   177

    Muffin Ripieni di More   179

    Muffin Cioccolatosi   183

    Muffin alla Crema di   185
    Formaggio

13. Ricette Bonus   **189**

    Pretzels Prosciutto e Formaggio   190

    Bocconcini di Pretzels   193

    Sweet Callah Bread   196

    Scones alle Mandorle   198

    Keto Scones   201

14. Suggerimenti e trucchi   **205**

15. Errori comuni sulla Keto   **213**

    Conclusioni   **217**

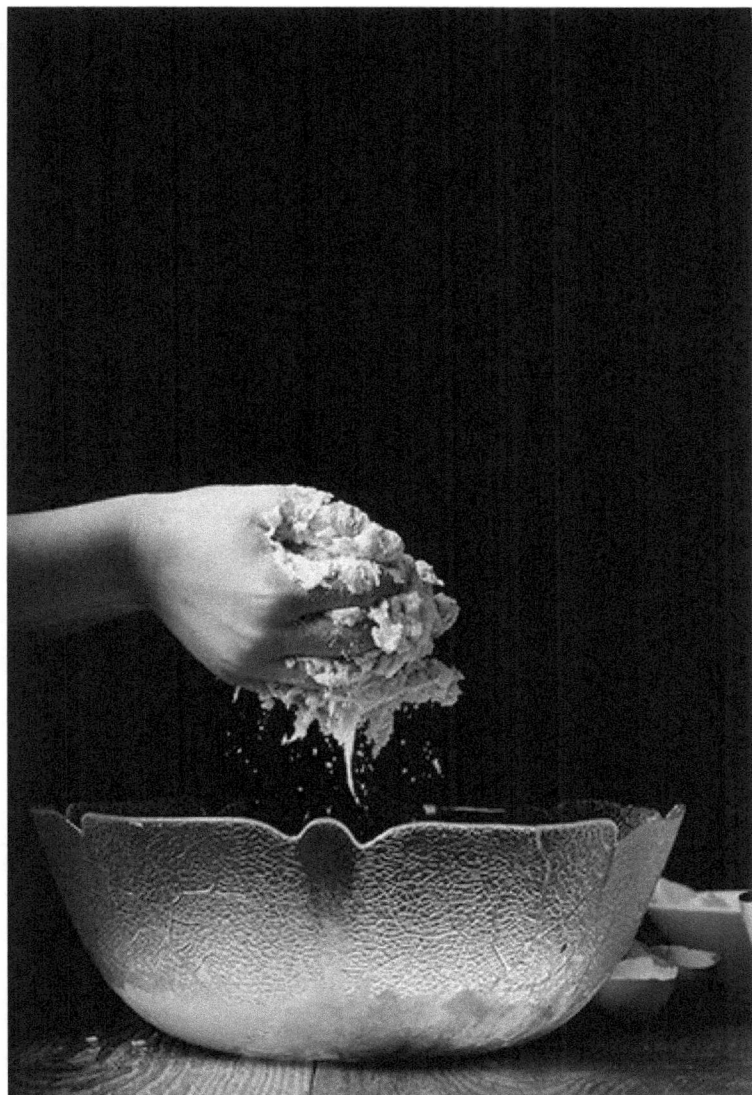

INTRODUZIONE

Quindi hai fatto il grande passo e vuoi preparare il pane fatto in casa. Se è la prima volta, all'inizio può essere un po' travolgente. Ma nessuno è perfetto la prima volta! Ma per fortuna hai questo libro in mano, che ti aiuterà a preparare deliziose ricette e ti darà consigli pratici e utili.

I capitoli seguenti descrivono in dettaglio le deliziose e facili ricette che puoi realizzare con la tua macchina per il pane. Puoi essere un principiante, senza idea di come cuocere, oppure puoi essere un fornaio avanzato e stai cercando di espandere le tue abilità.

Questo ricettario si adatta a qualsiasi livello di abilità in cottura. Gli ingredienti saranno discussi e dati chiaramente, le procedure saranno dettagliate e troverai tutto ciò che ti serve per assicurarti di seguire i passaggi. Ha anche informazioni nutrizionali in modo da sapere cosa stai consumando.

Se sei intollerante al glutine, non preoccuparti. La buona notizia è che ci sono alternative sane che possono offrirti dei benefici a lungo termine. Queste alternative sono sane, deliziose e facili da preparare, quindi sarà più facile per te mangiare cibi senza glutine. Puoi trovare molti alimenti confezionati senza glutine nei supermercati, tra cui biscotti, pane, torte e molto altro, ma perché non gustarli fatti in casa? Non possiamo confrontare il gusto del pane appena sfornato con loro. Spero in questo libro di farti innamorare della cottura in forno.

Prima di cucinare, lascia andare tutte le aspettative che potresti avere sulla cottura. Fino ad oggi, molto probabilmente hai preparato le ricette in un certo modo per tutta la vita. Quando le persone cuociono con ingredienti senza glutine, il cambio delle farine può essere un compito difficile.

È la prima volta che impasti un pane senza glutine? Devi sapere che sembra diverso da quello della pasta tradizionale. E può anche sembrare diverso al tatto.

Ma questa è l'unicità del pane senza glutine. Dovrebbe avere la densità e lo spessore della pastella per garantire una buona cottura. Attieniti alle ricette per ora. Dopo un po' di pratica (e fallimenti) imparerai a preparare una pagnotta di pane senza nemmeno guardare le ricette! Tutto ciò richiede tempo e pazienza da parte tua.

Durante la preparazione, potresti essere tentato di apportare modifiche se ritieni che l'impasto su cui stai lavorando non sembri giusto. Potrebbe essere troppo secco, quindi aggiungi acqua. Può essere troppo umido, quindi aggiungi più farina. Impara e padroneggia le basi, quindi, se ti senti a tuo agio con il processo di base, puoi cambiarlo a tuo piacimento. Quando sei pronto, puoi passare al primo capitolo.

Lì discuteremo di farine diverse da usare quando inizi a usare la tua macchina per il pane. Per molti, questo è dove si bloccano con la cottura. Per l'infornatura e la cottura regolare, esiste una farina "magica" utilizzata in quasi tutte le ricette.

Mentre ci sono alcune ricette in cui è possibile utilizzare un tipo di farina, in altre sono presenti combinazioni di due o tre farine per rendere più facile e gustoso il lavoro della cottura senza glutine! Nel capitolo che segue, ti guiderò attraverso i diversi tipi di farine da usare e come usarle.

I risparmi di farti il tuo pane da solo sono immensi; è raro che una pagnotta fatta in casa costi più di un euro. Confrontalo con i prezzi che trovi sullo scaffale del negozio di alimentari e considera il fatto che probabilmente consumerai diverse pagnotte di pane ogni settimana.

Ovviamente, quella pagnotta acquistata in negozio non ha solo un prezzo più alto, ma anche condizionatori per pasta, additivi, conservanti e un mucchio di zucchero. Quel pane è pieno zeppo di cose dal suono gustoso come propionato di calcio, solfato di calcio e iodato di potassio. Non stai solo spendendo soldi extra, ma stai anche comprando una manciata di strani prodotti chimici.

Direi che imparare a far fiorire il lievito, a impastare la pasta e a infornare una pagnotta saporita in casa è molto meno complicato di capire con che tipo di strane sostanze chimiche vi nutrite tu e la tua famiglia ogni giorno, non è forse vero?

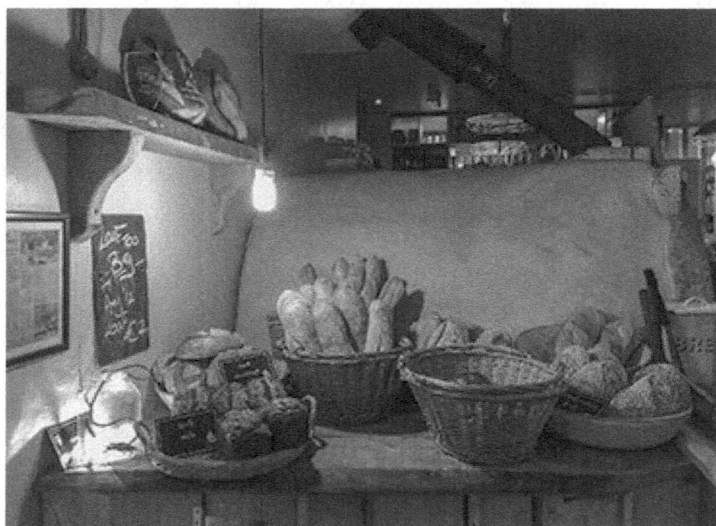

Capire le farine

Farine di grano

Diversi tipi di grano producono diversi tipi di farina. Non tutti i tipi di farina possono produrre impasti per pane di qualità. Il contenuto proteico è il fattore più influente nel determinare se un tipo di farina dovrebbe essere usato per il pane. Il contenuto proteico della maggior parte delle farine è direttamente correlato al glutine disponibile che la farina può creare.

Il glutine è una grande molecola proteica che, quando idratata, forma catene proteiche che si aggrovigliano e danno all'impasto la struttura che lo tiene insieme. Questa struttura cattura quindi le bolle di gas create da lievito, vapore o agenti lievitanti chimici che causano la lievitazione del pane.

Farina per dolci

La farina per dolci ha un contenuto proteico molto basso, in media dal 7 al 9 percento. Di conseguenza, ha una quantità molto bassa di glutine disponibile.

Mentre questo produce torte e pasticcini morbidi e teneri, ha poco della struttura necessaria per fare il pane. La farina per dolci viene anche trattata con biossido di cloro o gas di cloro per aiutare a sbiancare. Questo cambiamento chimico rende la farina per torte più acida e meno ospitale per il lievito.

Farina integrale

La farina integrale ha un alto contenuto proteico, in media tra l'11 e il 15 percento. Sfortunatamente, non tutte queste proteine sono disponibili come glutine. Una grande quantità di proteine nella farina integrale è bloccata nel rivestimento di germe e crusca che viene macinato nella farina. Mentre il germe di grano e la crusca apportano nutrienti sani e fibre, alla fine interferiscono con la formazione di glutine. L'impasto del pane fatto completamente con farina integrale non avrà abbastanza glutine per mantenere un aumento significativo. Di conseguenza, a meno che non ti piaccia un pane molto denso e pesante, può essere una buona idea aggiungere un po' di farina per tutti gli usi o pane al pane integrale.

Farina per tutti gli usi

La farina per tutti gli usi ha un contenuto proteico modesto in media tra l'11 e il 12 percento. Questa quantità di glutine funziona bene con i pani che usano agenti lievitanti chimici.

Mentre la farina per tutti gli usi può essere usata per fare il pane lievitato, di solito non ha la stessa lievitazione dell'impasto fatto con farina di pane.

Vale anche la pena notare che, poiché la farina multiuso proviene da miscele regionali di grano macinato, il contenuto proteico può essere incoerente da un sacchetto di farina all'altro.

Farina per il pane

La farina per il pane ha una media tra il 12 e il 13 percento di contenuto proteico. Di conseguenza, ha abbastanza glutine disponibile per fare un impasto che sarà abbastanza robusto da intrappolare i gas rilasciati dal lievito.

Farina a lievitazione spontanea

La farina autolievitante è in realtà una miscela di

farina per tutti gli usi combinata con l'agente lievitante chimico lievito in polvere. È spesso usato per pane e dolci veloci; tuttavia, non dovrebbe essere usato per impasti di pane con lievito.

La farina autolievitante richiede spesso setacciatura o sbattimento per rompere eventuali piccoli grumi prima amalgamare il tutto con gli ingredienti bagnati. La farina autolievitante deve essere conservata in un contenitore sigillato e tenuta a bassa umidità per prolungare la durata del lievito.

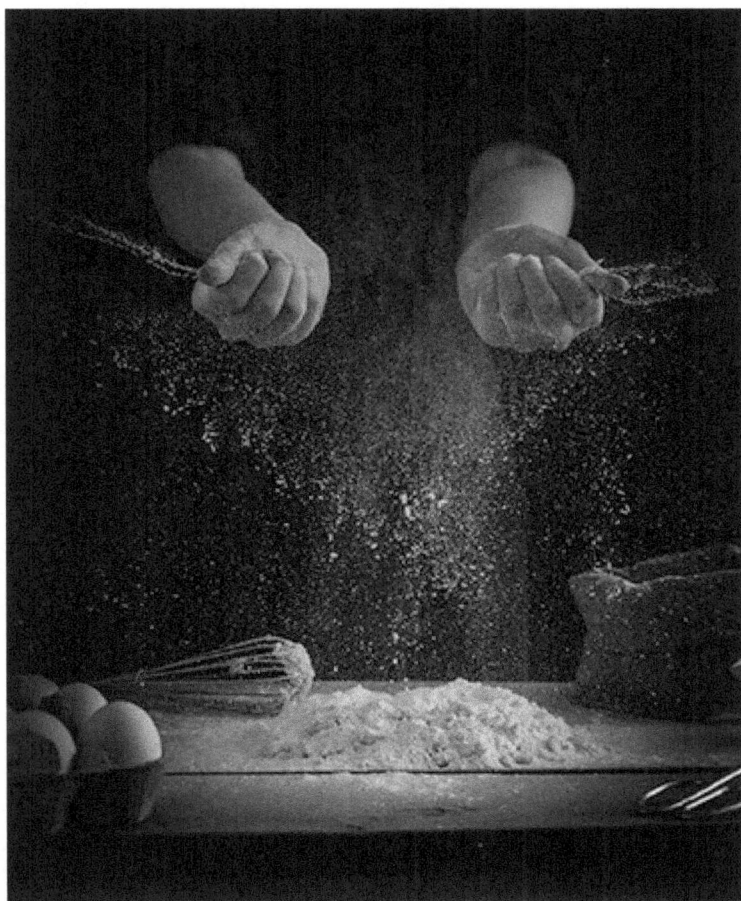

1.

LE BASI DELLA
DIETA
CHETOGENICA

Voglio che tu sappia che da qui in poi ti aspetta solo il meglio della salute e che il successo nel superare il diabete, l'ipertensione e l'obesità non è al di fuori della tua portata e di vedere che controllare l'assunzione di carboidrati è il modo più intelligente e semplice per andare con meno sforzo di quanto possibile.

Per favore, prova le tecniche. Funzionano! Io e innumerevoli altri siamo una vera testimonianza della sua virtù nella perdita di peso e della salute eterna. Molti in tutto il mondo si stanno riprendendo con successo la loro salute con la dieta chetogenica.

Come parte della dieta Keto, dovrai ridurre significativamente la quantità di carboidrati che consumi e concentrarti maggiormente sul consumo di grassi sani. **Anche se questa è una dieta ricca di**

grassi e povera di carboidrati, non allarmarti finché non leggi ulteriori informazioni sulla dieta keto.

Per informazione, i maschi e le femmine adulti americani consumano quasi il 50 percento delle loro calorie giornaliere dai carboidrati. **In una dieta chetogenica standard, in media circa il 70 percento delle calorie proviene da grassi, circa il 25 percento proviene da proteine e circa il 5 percento proviene da carboidrati.** Queste percentuali possono variare in un intervallo a seconda dell'individuo e delle loro circostanze specifiche.

Grassi, proteine e carboidrati sono chiamati **Macronutrienti (spesso indicati come "macro")** che sono richiesti in grandi quantità nella dieta umana in modo che il corpo possa crescere, svilupparsi e ripararsi. Questi macronutrienti forniscono energia al tuo corpo sotto forma di calorie.

Questi sono valori medi per i valori calorici per grammo di ciascun macronutriente.

- 9 calorie per grammo di grasso

- 4 calorie per grammo di proteine

- 4 calorie per grammo si carboidrati

In accordo con i **Macronutrienti**, il tuo corpo lavora e necessita di **Micronutrienti** essenziali che sono minuscole quantità di vitamine e minerali per aiutare il tuo corpo a mantenere i livelli adeguati di energia, il normale metabolismo, una buona funzione cellulare e sentirsi bene sia mentalmente che fisicamente. Come parte dei micronutrienti, potresti aver sentito parlare di **Macro Minerali** (richiesti in quantità maggiori) rispetto a **Minerali in Traccia** (richiesti in quantità minuscole).

- *Macro Minerali:* i principali macronutrienti di cui il tuo corpo ha bisogno sono magnesio, zolfo e più elettroliti costituiti da calcio, cloruro, fosforo, potassio e sodio.

- *Minerali in Traccia:* i minerali in tracce di cui hai bisogno sono cromo, rame, iodio, ferro, manganese, molibdeno, selenio e zinco.

Potresti chiederti e dire: "Ma per quanto riguarda le

proteine?" Ne avrò abbastanza? Nessun problema. **Questa dieta ti incoraggia anche a consumare proteine adeguate e moderate!**

Tuttavia, non puoi mangiare troppe proteine per ottenere i migliori risultati. Altrimenti, **potrebbe aumentare il livello di insulina a sufficienza per impedire la perdita di peso.** Mentre le proteine non aumentano il livello alto di insulina quanto i carboidrati, lo fanno comunque. Il grasso ha un effetto minimo e il minimo sui livelli di insulina. Molti non se ne rendono conto.

La dieta chetogenica è un'ottima opzione per la maggior parte delle persone e si dimostra altamente efficace. Tuttavia, se si soffre di alcune malattie o disturbi, si consiglia di consultare prima il medico. Apportare cambiamenti nella dieta può influire sul trattamento e sul corpo.

Se dicono che va bene, allora prosegui. La dieta è efficace se la segui correttamente e coerentemente per qualche tempo. Non mostrerà risultati tra un giorno o due ma avrà effetti duraturi di cui potrai beneficiare.

Le diete chetogeniche non devono essere prese come semplici diete ma come parte integrante del tuo nuovo stile di vita.

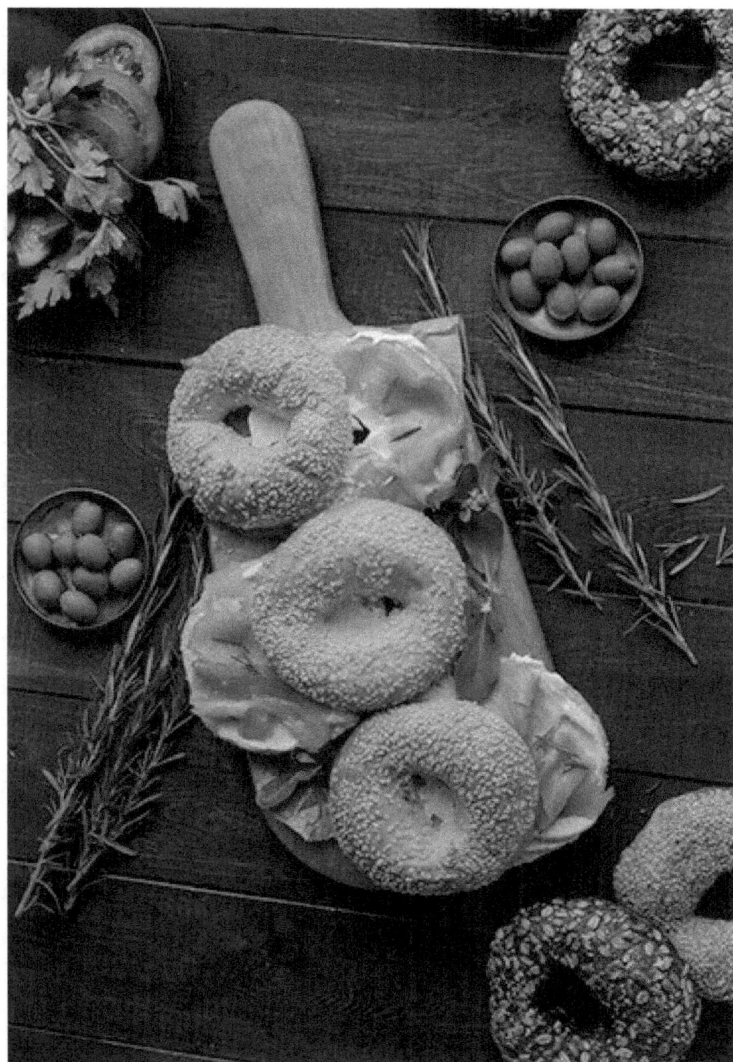

L'efficacia e il successo delle diete chetogeniche saranno avvertiti, sperimentati e visti solo quando troverai la disciplina e il coraggio per fare il primo passo in avanti.

Come puoi vedere, le diete chetogeniche possono aiutarti a ottenere molti benefici ed è quei benefici che ti faranno andare avanti quando prenderai questo cambiamento nella dieta.

Immagina di essere in grado di vedere la bilancia che ti informa della perdita di peso entro poche settimane dall'essere in chetosi e di essere in grado di mantenerti nel tuo peso forma senza paura di rimbalzo.

Che ne dici di visitare il tuo cardiologo dopo un intenso impulso alla chetosi e farti togliere i farmaci per l'ipertensione e altri problemi metabolici? Queste non sono idee inverosimili e possono essere raggiunte con impegno.

Una buona dieta chetogenica ti aiuterà a ottenere la tua energia dai grassi, una fonte di energia più sostenibile dei carboidrati.

Benefici della dieta chetogenica

Ricerche recenti hanno scoperto che la dieta keto potrebbe essere associata ad alcuni miglioramenti in alcuni fattori di rischio cardiovascolare, come obesità, diabete di tipo 2 e livelli di colesterolo HDL, sebbene al momento non siano disponibili ricerche a lungo termine.

Regola il tuo appetito

Il più delle volte, il motivo per cui ho finito per rinunciare a un piano dietetico è perché mi sentivo stanca e, soprattutto, affamata.

La maggior parte delle diete che ho cercato di seguire in passato erano così restrittive che difficilmente ho avuto la soddisfazione di mangiare abbastanza e sentirmi piena. La dieta keto ti fa sentire affamato dopo i primi giorni in cui il tuo corpo si sta ancora abituando al grasso come fonte della sua energia. Quando il vostro corpo inizia a bruciare il grasso immagazzinato, ti sentirai eccitato e l'alto contenuto di grassi ti farà sentire pieno.

Non ci si sente come se si è effettivamente a dieta, perché si arriva ancora a mangiare la maggior parte delle cose che si amano, tranne forse i carboidrati. A differenza dei carboidrati, il grasso non viene digerito rapidamente, così ci si sente pieno più a lungo.

Pertanto, non ti sentirai affamato così spesso. Quando si consumano più carboidrati, soprattutto carboidrati glicemici, il corpo li brucia rapidamente e si finisce per sentirsi affamati abbastanza presto.

Con l'attuazione di questa dieta, ti prenderai cura di questi dolori di fame casuali e regolando il tuo appetito con grassi e verdure ricche di fibre, a basso indice glicemico.

Regolare l'appetito gioca anche un ruolo importante nell'aiutare a perdere peso. Quando non si ha fame, spesso si finisce per mangiare meno di prima e ridurre il numero di calorie consumate.

Pertanto, è sufficiente preoccuparsi di un numero maggiore di calorie da bruciare.

Aiuta a controllare i livelli di zucchero nel sangue

Abbiamo già visto come l'assunzione di carboidrati

sia responsabile del rilascio di glucosio nel flusso sanguigno. Questo è il motivo per cui sperimentiamo immediatamente un aumento dei nostri livelli di energia quando consumiamo carboidrati.

Come sapete, l'ormone chiamato **insulina** è responsabile della regolazione dei livelli di zucchero nel sangue. Tuttavia, l'insulina non funziona come dovrebbe per alcune persone. Non regola i livelli di zucchero nel sangue che alla fine porta al **diabete di tipo 2.**

Questo fenomeno dell'insulina che non funziona correttamente per un lungo periodo **è noto come "insulino-resistenza".** Ricerche recenti hanno dimostrato che la resistenza all'insulina è una delle cause primarie del rischio di malattie cardiovascolari.

Pertanto, se sei resistente all'insulina, la dieta keto può aiutarti ad alleviare il rischio di diabete di tipo 2. Questo perché la quantità di zucchero rilasciata nel flusso sanguigno è ridotta a causa della ridotta assunzione di carboidrati. Anche se l'insulina non funziona nel modo previsto, i livelli di zucchero nel sangue non aumenteranno e probabilmente non dovrai preoccuparti del diabete di tipo 2.

La dieta keto è adatta anche se si soffre di diabete di

tipo 2. Può effettivamente aiutarti a gestire il diabete con farmaci minimi grazie alla ridotta produzione di zucchero/glucosio.

Aiuta a regolare i livelli di pressione sanguigna

Oggi l'ipertensione è diventata un problema familiare comune. Ciò aumenta i fattori di rischio per vari disturbi correlati a reni, disturbi cardiaci, ecc. Pertanto, non è possibile permettersi di chiudere un occhio sull'ipertensione.

Uno dei suggerimenti più comuni prescritti dai medici, come parte del trattamento dell'ipertensione, è quello di ridurre l'assunzione di sale. Questo perché il sale può aumentare i livelli di pressione sanguigna.

Bene, non tutti possiamo prendere questo suggerimento con un pizzico di sale, vero? I tuoi pasti non avranno lo stesso sapore senza aggiungere sale.

Ecco la buona notizia: non è necessario ridurre l'assunzione di sale purché non sia eccessivo se si segue questa dieta.

La dieta Keto aiuta a gestire i livelli di pressione sanguigna anche senza ridurre l'assunzione di sale. Diamo un'occhiata a come questa dieta può fare questo:

- **Quando si consumano alimenti ricchi di carboidrati, i livelli di zucchero nel sangue aumenteranno automaticamente.** Molti problemi sorgono dai nostri errori in tavola. Ad esempio, la riduzione dello zucchero non solo salva la linea, ma protegge anche le arterie, le ossa e il cervello. In effetti, un effetto dell'iperglicemia è la riduzione del nutrimento destinato al cervello.

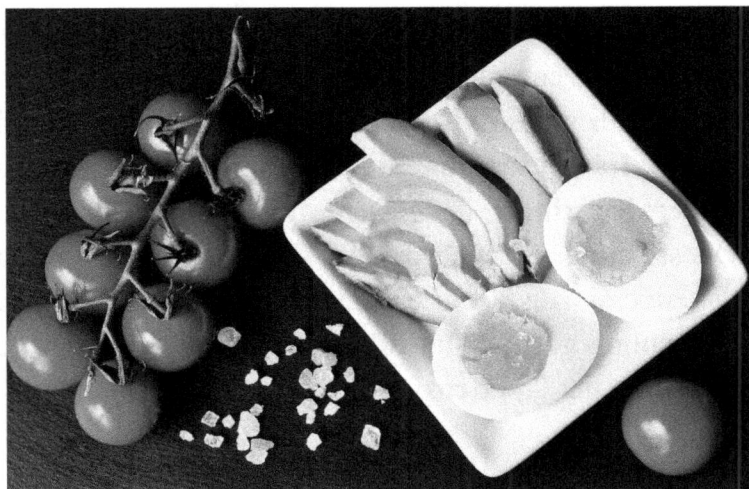

• **Riducendo l'assunzione di carboidrati, stai essenzialmente gestendo i livelli di zucchero nel sangue.** Quando il livello di zucchero nel sangue è sotto controllo, non devi preoccuparti di vasi sanguigni ristretti o ipertensione a meno che tu non abbia una specifica condizione sottostante che sta causando l'ipertensione.

• **Un motivo importante alla base dell'ipertensione è la resistenza all'insulina.** Abbiamo appena visto come la dieta keto svolge un ruolo importante nella gestione della resistenza all'insulina, facendoti ridurre l'assunzione di carboidrati.

• Vedrai in che modo la dieta keto aiuta a ridurre la quantità di grasso viscerale immagazzinata nei nostri corpi. **La riduzione della quantità di grasso viscerale aiuta a gestire l'insulino-resistenza.** Questo aiuta anche a ridurre il rischio quando si tratta di diversi disturbi cardiaci. Con la resistenza all'insulina gestita, stai riducendo un ulteriore fattore di rischio per l'ipertensione.

• Sai già che la dieta keto incoraggia il corpo a bruciare il grasso immagazzinato nel tuo corpo. **Come parte della combustione del grasso, il contenuto di sodio e di potassio nei reni viene eliminato.**

• Ciò provoca uno squilibrio elettrolitico, che può essere risolto dal sale crescente (incluso brodo di carne e ossa). **Come puoi vedere, stai gestendo la tua ipertensione con questa dieta senza ridurre l'assunzione di sale.**

Aiuta a eliminare il grasso viscerale

Quando il tuo corpo digerisce gli alimenti che consumi, il grasso presente viene depositato in diverse parti del corpo ma non hai il controllo di dove vada. A seconda dei luoghi in cui viene depositato il grasso, i fattori di rischio associati varieranno. Il grasso che consumiamo viene immagazzinato sotto la nostra pelle **(grasso sottocutaneo)** o si deposita nella cavità addominale **(grasso viscerale)**.

Il grasso viscerale può anche influenzare il modo in cui funzionano gli organi del tuo corpo. Quando c'è un aumento della quantità di grasso viscerale depositato nel corpo, aumenta il rischio di infiammazione degli organi. La resistenza all'insulina altera il metabolismo del tuo corpo.

Quando il metabolismo del tuo corpo è compromesso, anche i tuoi sforzi per perdere peso saranno compromessi. In effetti, ci vorrà più tempo del solito per perdere peso. Pertanto, assicurarsi che i depositi di grasso viscerale siano sotto controllo. La dieta chetogenica è in grado di ridurre il grasso viscerale immagazzinato nei nostri corpi. Questo grasso testardo viene digerito dal corpo per ricavare energia.

Eliminando il grasso viscerale in eccesso, stai effettivamente riducendo i fattori di rischio per vari disturbi di salute. I tuoi sforzi per perdere peso non saranno compromessi dalla presenza di grasso viscerale.

Dieta chetogenica: lista dei cibi

Cibi da mangiare

Di seguito sono riportati gli alimenti che sono enfatizzati da una dieta cheto.

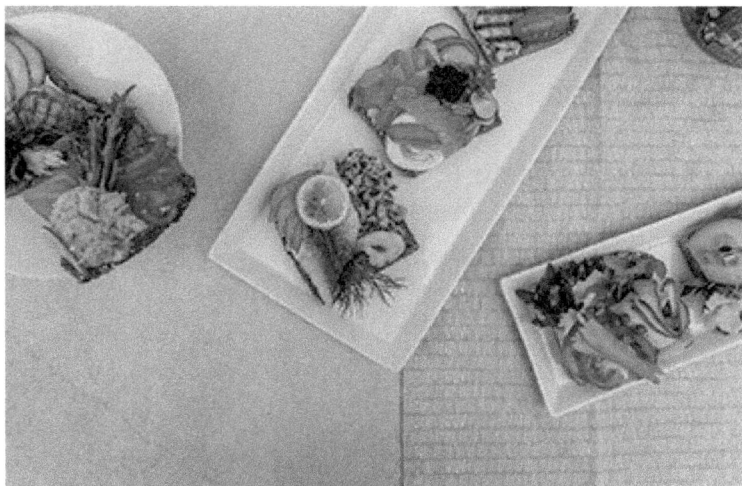

- Pesci grassi come tonno, salmone, ecc.

- Oli sani come olio di avocado, olio di cocco, olio d'oliva, ecc.

- Tutti i tipi di formaggio integrale e crema di formaggio integrale, panna acida, crema fresca.

- Latte di mandorle / cocco senza zucchero o altro latte alle noci

- Uova

- Burro

- Avocado

- Noci, mandorle, anacardi e altra frutta secca

- Semi di chia e semi di lino

- Olive

- Bacon

- Bevande non zuccherate

- Panna da cucina

- Verdure sane a basso contenuto di carboidrati e non amidacee come porri, finocchi, spinaci, cavoli, broccoli, pomodori, altre verdure, ecc.

- Tutti i tipi di bacche ma in piccole quantità

- Erbe e la maggior parte delle spezie

Cibi da evitare

- Tutti i tipi di bevande zuccherate, succhi di frutta e altre bevande zuccherate.

- Tutti i tipi di verdure amidacee tra cui patate bianche, patate dolci, ecc.

- Fritture commerciali, snack e prodotti da forno tra cui dolci a base di zucchero.

- Pasta di frumento, pane, riso, cereali e altri prodotti a base di grano ad alto contenuto di carboidrati.

- Tutti i tipi di prodotti alimentari trasformati commerciali.

- Legumi e fagioli

- I frutti possono essere consumati ma in piccola quantità

- Alcol e oli da cucina non salutari

2.

INGREDIENTI CHETOGENICI

Una dieta priva di glutine sta diventando sempre più popolare tra i sostenitori del sistema alimentare, che riduce il consumo di carboidrati e rimuove il glutine dalla dieta quotidiana.

È spesso associato alla celiachia (intolleranza al glutine), che colpisce circa l'1% della popolazione in tutto il mondo. Tuttavia, tali diete promuovono anche una rapida ed efficace perdita di peso, quindi le persone usano quotidianamente prodotti senza glutine.

Il glutine è un particolare composto proteico contenuto in alcuni cereali come grano, segale e orzo. Le proprietà e la struttura del glutine lo rendono un componente indispensabile per molti prodotti alimentari.

Molto spesso si trova nella farina utilizzata per fare pane, torte, pasta e dessert. La rimozione del glutine dalla dieta è un passo importante nella lotta contro la celiachia e il peso in eccesso.

Il pane senza glutine sta diventando sempre più popolare perché è composto da ingredienti sani e utili per il corpo.

Il principale vantaggio del pane chetogenico è la mancanza di glutine, ma dall'alto contenuto di vitamine, minerali, aminoacidi e composti di carboidrati complessi complessi.

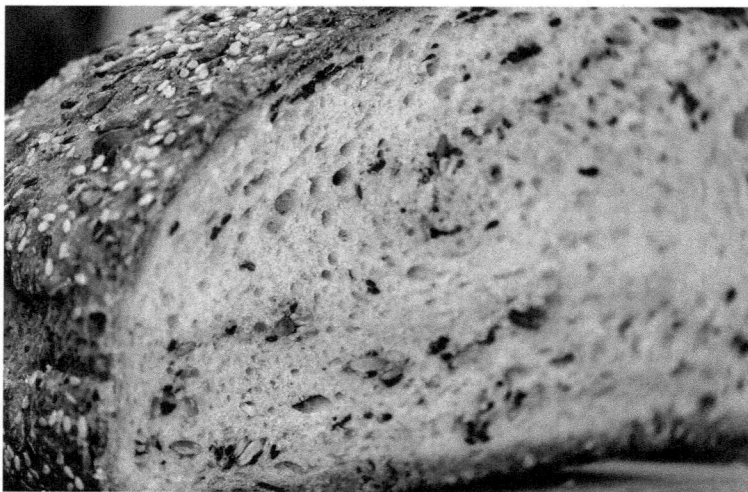

Ingredienti senza glutine per la cottura in forno

L'ingrediente principale della cottura keto è la farina a basso contenuto di carboidrati. Puoi usarla per cucinare pane e altri prodotti da forno fatti in casa. Puoi anche utilizzare miscele speciali di vari tipi di farina per ottenere la tua opzione di cottura originale. Elenco di tipi popolari di farina a basso contenuto di carboidrati e senza glutine:

Farina di arachidi

Un ingrediente universale per cucinare pane fatto in casa, cottura al forno e vari piatti a basso contenuto di carboidrati. Puoi usarlo insieme alla farina di cocco e mandorle. È fatto di arachidi, contiene un gran numero di grassi utili e ha un leggero sapore di nocciola.

Farina di mandorle

La farina di mandorle è il prodotto più popolare che

può essere utilizzato per cucinare piatti a basso contenuto di carboidrati. Può essere di due tipi:

- Farina a forma di mandorla schiacciata

- Farina a basso contenuto di grassi dopo estrazione a freddo di olio

Il primo tipo è adatto per la cottura friabile con un gusto delicato di noci. La farina di mandorle a basso contenuto di grassi è adatta per preparare una cottura densa e omogenea.

La farina di mandorle può essere preparata con mandorle con o senza buccia. La farina di mandorle è un'ottima alternativa, in quanto povera di carboidrati e ricca di fibre. Se sei diabetico o stai cercando di evitare i carboidrati nella tua dieta, la farina di mandorle è una scelta eccellente.

La farina di mandorle viene utilizzata al meglio in ricette come biscotti e pane veloce. Se stai cercando di fare una torta con la tua macchina per il pane, ti consiglio di usare una farina di mandorle più fine.

Farina di cocco

La farina di cocco è un prodotto che può essere utilizzato sia per decorare e guarnire dolci, torte e gelati, sia come addensante per frullati e creme o per fare molte deliziose ricette.

La farina è composta dalla polpa di cocco essiccata e frantumata. Contiene fibre vegetali e una piccola quantità di grasso. È adatto per cottura e dessert. Puoi usare la farina di cocco e la farina di mandorle. Ha un sapore dolce, richiede una piccola aggiunta di edulcoranti. Questa farina specifica ha grassi sani, ricchi di proteine e poveri di carboidrati. Se hai un'allergia alle noci, un'allergia al grano o un diabete, la farina di cocco sarà un'ottima alternativa per le tue esigenze di cottura. Se non ti piace la noce di cocco, questo gusto può essere difficile da mascherare.

Farina di sesamo

La farina è composta da sesamo greco dopo l'olio spremuto a freddo. La farina a basso contenuto di carboidrati contiene una grande quantità di proteine e olio di sesamo puro. Ha un piacevole sapore di nocciola e sapore di sesamo. È adatto per fare pane, focacce, pasta per pizza e dolci. Puoi usare farina di sesamo insieme a farina di mandorle a basso contenuto di grassi e farina di cocco.

Farina di semi di chia

La farina è composta da una massa secca e sgrassata di semi di chia, che contiene più del 20% di grassi e fibre. Promuove la rapida degradazione dei grassi nell'organismo e la rimozione del liquido in eccesso.

Farina di semi di lino

La farina di semi di lino è senza glutine ed è adatta sia per ricette dolci che salate. Consiglio di aggiungerla sempre ad altri tipi di farina. Ad esempio nel pane consiglio di utilizzare circa il 20% di semi di lino rispetto al totale delle altre.

Farina di frutta secca

Le farine di frutta secca sono derivate da una varietà di frutti secchi che sono crude e/o essiccate e sono state macinate a polvere fine. Le farine di frutta secca apportano consistenza e umidità a causa degli oli intrinseci della frutta secca stessa e creano un gusto ricco. Notevoli le varianti di farina di frutta secca come: nocciole, cocco, castagne, noci, macadamia, noci pecan e mandorle.

Farine integrali

Le farine integrali provengono da Teff, Patate dolci, Sorgo, Quinoa, Avena, Miglio, Mesquite, Mais, Grano saraceno e Riso integrale.

Buccia di psillio

La forma solubile di fibra aiuta a ridurre il colesterolo e migliorare la digestione. Lo psillio è composto da semi naturali grezzi di piantaggine. La principale proprietà culinaria dello psillio è la capacità di assorbire l'umidità e trasformarsi in una massa gelatinosa. Lo psillio non contiene conservanti e coloranti, è privo di odore e sapore.

Altri ingredienti per il pane fatto in casa senza glutine:

- **OLI:** oliva, cocco, girasole, sesamo, lino, frutta secca, avocado, grasso di pollame.

- **UOVA:** gallina, quaglia, anatra.

- **LATTE INTERO E LATTE FERMENTATO:** panna acida, ricotta, formaggio a pasta molle, yogurt, panna.

- **FORMAGGI:** cheddar, mozzarella, feta, formaggio di capra.

- **FRUTTA SECCA:** mandorle, pistacchi, nocciole, noci, noci del Brasile, noci di cocco, noci pecan, macadamia.

- **SEMI:** chia, lino, zucca, girasole.

- **VERDURA A BASSO CONTENUTO DI CARBOIDRATI**

- **FRUTTA E BACCHE A BASSO CONTENUTO DI CARBOIDRATI**

- Spezie, condimenti ed erbe.

- Bicarbonato di sodio e lievito.

- Aceto di Vino e di Mele biologici.

Se vuoi fare un pane sano e gustoso senza glutine fatto in casa, devi seguire queste regole e suggerimenti importanti:

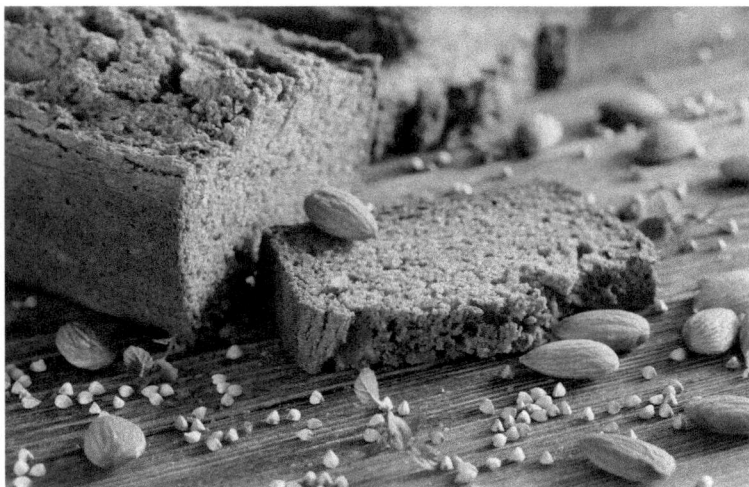

Acqua

Se l'acqua che usi per l'impasto è dura o calcarea, devi aumentare la dose di lievito, in alcuni casi fino a raddoppiarlo.

Uova

Usa le uova a temperatura ambiente per qualsiasi

cottura fatta in casa. Aiuterà a ridurre l'odore delle uova. Prendili dal frigorifero e abbassali in un contenitore con acqua calda per 2 minuti.

Ingredienti secchi (di base e aggiuntivi)

Spesso, tutti gli ingredienti secchi si devono mescolare separatamente da quelli bagnati per rendere l'impasto omogeneo. Poi, segui passo passo la ricetta.

Dolcificanti

Stevia, eritritolo o altri dolcificanti approvati possono migliorare il gusto del pane e dei dolci. Tuttavia, usali accuratamente e rigorosamente secondo la ricetta.

Miscele di farina

Per cuocere il pane chetogenico, puoi utilizzare i tipi più popolari di farina senza glutine e miscele pronte. Sono innocue, economiche e hanno un basso indice glicemico, che è particolarmente importante per le persone che soffrono di glicemia e diabete.

Oli e grassi

La pasticceria senza glutine prevede l'uso solo di oli e grassi sani. Rendono il pane nutriente e gustoso. Alcuni tipi di oli e grassi dovresti usarli in forma fusa per migliorare le caratteristiche gustative della cottura.

Forme per fare il pane

La forma in silicone è più popolare per la produzione di pane fatto in casa. È resistente alle alte temperature, facile da usare e da mantenere. Se non ne hai uno, puoi usare forme metalliche per cupcake e pane.

Raffreddamento del pane

Dopo la cottura, è necessario rimuovere il pane dal modulo e raffreddarlo su una griglia speciale o su una tavola di legno. Fornirà una diminuzione uniforme della temperatura su tutta la superficie per avere un prodotto pronto.

Conservazione del pane

Il pane senza glutine affettato può essere conservato in un apposito contenitore sul tavolo, in sacchetti con cerniera nel frigorifero o nel congelatore. Basta estrarre le fette di pane, scaldarle nel microonde o friggerle in una padella asciutta. Tale pane può essere conservato fino a 7 giorni.

La gomma di xantano

Prima di passare alla parte divertente della cottura, sappi che la gomma di xantano sarà il tuo nuovo migliore amico. Questo ingrediente rende il pane senza glutine simile al pane normale. Potresti non rendertene conto, ma molte delle alternative di farina senza glutine mancano di un agente legante. Un legante è utile per tenere insieme il cibo, proprio come fa il glutine quando viene utilizzato in cottura. Nel momento in cui rimuovi il glutine, tutte le molecole si sfaldano e si separano in pezzi.

La gomma di xantano è composta da lattosio, saccarosio e glucosio che sono stati fermentati da un batterio specifico. Quando questo viene aggiunto a un liquido, crea una gomma e viene utilizzato per la cottura senza glutine. Come guida generale, utilizzerai un cucchiaino di gomma di xantano per ogni tazza di farina senza glutine che userai. Per alcune miscele, questa gomma è già stata aggiunta, quindi prima di preparare una ricetta, controllerai sempre l'etichetta degli ingredienti. Va detto che la gomma di xantano può essere costosa, ma ti durerà a lungo.

Se hai un'allergia alla gomma di xantano, puoi trovare modi per aggirarla. In effetti, puoi provare a usare le bucce di psillio, semi di lino o semi di chia macinati. Lo psillio può essere venduto in gusci pieni o in polvere.

Ricorda, puoi facilmente sostituire la gomma di xantano con i seguenti ingredienti:

- 1 cucchiaino di gelatina alimentare in polvere

- 1 cucchiaino di gomma di guar

- 1 cucchiaio di semi di chia

- 1 cucchiaio di psillio

Man mano che cuoci di più, troverai presto ciò che funziona meglio per te e cosa no!

Farine senza glutine alternative

Per quelli di voi che hanno appena iniziato, la cottura senza glutine può sembrare incredibilmente scoraggiante. Come probabilmente saprai, il glutine è la proteina che si trova nei prodotti tra cui orzo, grano e segale. Se leggi un articolo alimentare con farina non sbiancata, raffinata o grano nel titolo, probabilmente contiene glutine.

Fortunatamente per tutti noi, ci sono molte farine senza glutine che sono prontamente disponibili nei nostri negozi preferiti. Molte aziende stanno saltando sul carro del senza glutine per aiutare le persone intolleranti al glutine, sensibili al glutine e celiache. Potresti non notare la differenza tra i tuoi prodotti da forno, il che è positivo per quelli di noi che cercano di cucinare per una famiglia di palati esigenti!

Farina di avena

La farina d'avena è un'altra popolare alternativa senza glutine ed è incredibilmente facile da preparare da soli! Tutto quello che devi fare è posizionare l'avena in un robot da cucina e pulsare fino a ottenere la consistenza desiderata. La farina d'avena è ottima per biscotti, torte e pancake! La farina d'avena fornisce anche un'eccellente quantità di proteine e fibre. Se stai cercando di ridurre il colesterolo e il rischio di malattie cardiache, la farina d'avena è una scelta eccellente per te.

La farina d'avena contiene anche amminoacidi essenziali, beta-glucani di acidi grassi insaturi, utili per ridurre il colesterolo e i polifenoli, importanti antiossidanti. La farina di avena è particolarmente nutriente: il suo contenuto di grassi superiore alla media rispetto ad altri cereali lo rende inadatto all'uso dietetico. Tuttavia, la farina d'avena ha un alto contenuto proteico e un basso contenuto di zucchero. Il basso valore glicemico della farina d'avena lo rende un alimento eccellente per i diabetici.

Farina di riso integrale

La farina di riso è di gran lunga una delle alternative

di farina più popolari da usare nella cottura senza glutine. Esistono diversi tipi tra cui farina di riso bianco, farina di riso integrale e persino farina di riso dolce. La farina di riso è tipicamente delicata e può essere miscelata in diversi prodotti da forno. Questa farina viene utilizzata al meglio in pane, brownies, pancakes e torte. È la farina alternativa più economica che troverai sul mercato.

La farina di riso integrale è un'ottima fonte di vitamine B ed E.

Miscela universale senza glutine per prodotti in forno

Se non vuoi perdere tempo a preparare una miscela delle varie farine, puoi acquistarla già fatta. Ce ne sono molte sul mercato. Sono combinazioni di farine e cereali che imitano la farina per tutti gli usi. Questo tipo di miscela può essere sostituita in tutte le ricette che indicano l'utilizzo di una farina multiuso.

Farina di sorgo

Se sei come me, probabilmente non hai sentito

parlare molto della farina di sorgo. Questa farina è un chicco senza glutine dalla consistenza morbida e dal sapore dolce. Inoltre, la farina di sorgo è altamente digeribile e contiene importanti vitamine e sali minerali. In genere, questa farina verrà utilizzata nelle ricette per muffin, pane e pizze. La farina di sorgo viene utilizzata anche nella birra, ma questo è un libro per la cottura in forno, non per la birra!

Grano saraceno

Mentre il grano saraceno è talvolta associato al glutine, il grano saraceno proviene da una famiglia botanica completamente diversa dal grano. Questo tipo di farina è eccellente per chi soffre di ipertensione e diabete di tipo due. In genere ha un sapore di nocciole ed è eccellente per fare il pane. Tieni presente, tuttavia, che la farina di grano saraceno lievita molto poco.

Farina di quinoa

Se stai cercando di rendere il tuo pane e i tuoi prodotti da forno un po' più sani, la farina di quinoa sarà una scelta eccellente. In genere, questo tipo di farina è ricco di proteine ed è nota per essere la più sana di tutti i cereali. Se sei vegetariano o vegano, questa farina può fornirti gli aminoacidi di cui hai bisogno nella tua dieta. Può anche aiutare se hai la pressione alta o alti livelli di zucchero nel sangue. In genere, la farina di quinoa ha un sapore di nocciola che si abbina bene a waffle, pancake, pane e altri prodotti da forno.

Farina di arrowroot

La farina e l'amido di Arrowroot sono eccellenti alternative all'amido di mais. A differenza del mais, questa pianta non è geneticamente modificata come l'amido di mais e funge da agente addensante. Se stai cercando di rendere più morbide le torte e il pane, la farina di arrowroot sarà la strada da percorrere. La grande novità è che la farina di arrowroot non ha sapore e non può sopraffare i sapori del tuo pane. Questa farina è eccellente anche per budini, zuppe e salse.

Farina di legumi

Le farine di legumi sono un'altra alternativa che puoi

usare. È simile all"arrowroot o all'amido di mais, che può essere usato come addensante. I tipi disponibili di farine di legumi sono soia, ceci e fave. Ma fai attenzione con la dieta chetogenica!

Prima di cuocere il tuo pane, voglio ricordarti che molto probabilmente commetterai degli errori! Non puoi aspettarti di diventare improvvisamente un panettiere solo perché hai preso un libro!

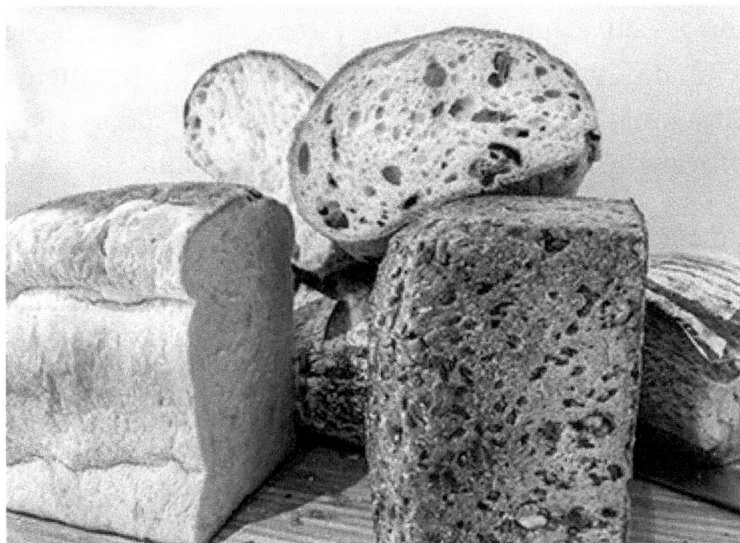

Come accennato in precedenza, probabilmente sei abituato a cuocere in un modo e solo un modo. Ti invito a tornare alla mentalità di un principiante. Mentre impari le nuove trame delle tue farine e dei tuoi impasti, aspettati prima di cuocere alcune brutte pagnotte di pane. Alla fine, avrai capito e goditi i tuoi deliziosi pasti! Se ci pensi, il peggio che può succedere è solo qualche brutto prodotto da forno! Ti invito a superare questi errori e riprovare.

Ogni volta che commetti un errore, prova a prendere nota di quale parte della ricetta hai avuto problemi. Era con le misure? Era con il tempo di cottura? O forse come hai preparato l'impasto? Queste cose tendono ad essere un po' specifiche ed è pertinente che inizialmente ti attieni alla ricetta, dopo puoi provare a modificare la ricetta per adattarla al tuo palato. Certo, ti incoraggio a mettere variazioni in base alle tue preferenze poiché ciò che ti piace può essere diverso da quello che piace agli altri. Inizia con le basi e poi vai avanti.

Ricette per il pane senza glutine

Se hai acquistato questo libro è perché di recente hai scoperto di essere sensibile al glutine e/o ai prodotti a base di grano. Hai in mano la risorsa perfetta. Una nota positiva, con questa sensibilità che hai con il glutine e/o i prodotti a base di grano, è che non sei solo. Ci sono circa 18 milioni negli Stati Uniti che sono colpiti con la stessa sensibilità, motivo per cui questo libro sarebbe una risorsa meravigliosa per chiunque abbia bisogno di passare al senza glutine per motivi di salute.

Ti fornirò diverse ricette di pane che puoi ricreare nella tua macchina per il pane. Il tuo macchinario farà tutto il lavoro per te e alla fine avrai una deliziosa sorpresa per tutta la tua famiglia. Le ricette incluse in questo libro sono pensate per essere utilizzate con l'ultimo modello della macchina per il pane. Dovrebbe automaticamente impastare e cuocere il pane per te.

Per fare ciò, dovrai selezionare il ciclo manuale per preparare l'impasto nella padella della macchina del pane fornita. Una volta terminato il ciclo di impasto, vorrai usare le mani per trasferire l'impasto in uno spazio di lavoro pulito che è stato spolverato con farina senza glutine. Suggerisco di bagnare le mani prima di toccare l'impasto per evitare che si attacchi alle mani. Una volta che l'impasto è a posto, incidilo e coprilo in modo da farlo riposare per trenta o quarantacinque minuti. Entro la fine di questo periodo di tempo, l'impasto dovrebbe almeno raddoppiare.

A questo punto, trasferirai l'impasto in una padella unta e cuocerai il pane in un forno riscaldato a 350 gradi. In genere, il pane impiegherà dai venti ai venticinque minuti per cuocere. Alla fine, la parte superiore del pane dovrebbe avere un bel colore marrone dorato. Dovresti anche essere in grado di inserire uno stecchino nel tuo pane e farlo uscire pulito quando lo rimuovi.

Buon Appetito!

3.

ATTREZZATURA PER LA COTTURA

Devi avere solo pochi attrezzi e apprendere alcune tecniche di base prima di iniziare la tua pratica di cottura.

CESTE E CESTINI PER IL PANE: per la prova finale, l'impasto deve essere posizionato in un cestino che consentirà la circolazione dell'aria. È possibile acquistare dei cestini apposta per questa mansione, che sono fatti di canna. Se non sei ancora pronto a investire in un paio di cestini per il pane, un cestino rotondo o ovale da un negozio dell'usato può essere rivestito con una fodera infarinata per un'opzione più economica. Quando ho iniziato, avevo una collezione non professionale di cestini rotondi e ovali, e funzionavano perfettamente.

CIOTOLE: adoro usare la grande ciotola di metallo

che ho trovato in un negozio di forniture per ristoranti, ma qualsiasi ciotola lo farà. Assicurati di avere una varietà di dimensioni in modo da poter misurare diverse quantità di ingredienti. Ogni volta che faccio acquisti nei negozi dell'usato, mi piace trovare piccole ciotole per qualche centesimo qua e là da aggiungere alla mia collezione. Avere piccole ciotole per ingredienti in quantità minori, come sale, lievito, erbe tritate e così via, è bello, ma non è assolutamente necessario.

FORNO OLANDESE IN GHISA: è necessario per creare un ambiente ad alto calore, chiuso a vapore in cui cuocere i pani, ed è il miglior investimento per cuocere il pane in stile artigianale in un forno domestico. Puoi trovarli su Amazon per circa 35€ o nel tuo negozio di cucina locale. Molte persone hanno già un forno olandese in ghisa o ceramica nella loro cucina, ma se non lo fai, vale la pena investire. Uso un forno olandese in molte delle ricette del libro.

RASCHIETTO PER LA PASTA: consiglio di procurarsi un raschietto per pasta in metallo e uno in plastica. Costano pochi dollari nei negozi di cucine, nei negozi di forniture per ristoranti o su Amazon e sono così utili. Un raschietto metallico è utile per tagliare e raschiare la pasta dall'area di lavoro e un raschietto di plastica è abbastanza flessibile da aiutare a raschiare l'impasto dalla ciotola dopo la lievitazione.

BILANCE DA CUCINA: pesare i tuoi ingredienti è il modo migliore per ottenere i risultati più coerenti nella tua cottura e, una volta che ti sarai abituato a pesare i tuoi ingredienti, ti garantisco che non vorrai tornare indietro. È molto più semplice e fa un'enorme differenza sul risultato finale. Le bilance da cucina sono relativamente economiche in questi giorni; quelli piccoli possono essere trovati per circa 20€. In genere hanno un pulsante "modalità" che li commuterà facilmente da once a grammi..

TEGLIE: consiglio di acquistare due teglie rettangolari da 9x5x3 pollici, che è probabilmente la dimensione più comune trovata nei negozi. La mia teglia preferita è di USA Pan e può essere trovata online. I pani non si attaccano mai a loro. In questo libro uso una teglia da 9x5x3 pollici per tutti i tipi di pane in stile pagnotta.

TACCUINO E PENNA: non posso negarti che quando inizierai, si verificheranno diversi risultati di cottura e vorrai sapere perché hai ottenuto quei risultati. L'unico modo per scoprirlo è registrare ciò che hai fatto. Pensalo come se stessi facendo una serie di esperimenti scientifici. A parità di condizioni, sapere quali variabili sono cambiate e cosa non è cambiato può condurti a sapere dove sei andato bene o male.

PALE PER IL FORNO: questa è una tavola di legno piatta con un manico per caricare il pane o la pizza su una pietra da forno nel forno. Se non ne hai uno, non è un problema, ho usato un tagliere di legno sottile per anni ed è un'ottima opzione.

PIETRA REFRATTARIA DA COTTURA O PIETRA PER PIZZA: sono preriscaldate in forno e aiutano a costruire la crosta perfetta durante la cottura di pane e pizza. Se non ne hai uno, puoi cuocere su una teglia da forno rovesciata rivestita con della carta pergamena da forno, ma i risultati non saranno più gli stessi.

ZOPPO O TAGLIERINO PER IL PANE: un taglierino per il pane è lo strumento migliore per tagliare la parte superiore di una pagnotta di pane. Lo zoppo di un panettiere è uno strumento che tiene la lama del rasoio in modo sicuro e ha una bella maniglia che rende ancora più facile fare tagli di precisione.

TEGLIA DA FORNO BORDATA: questo è un oggetto che probabilmente hai già in cucina e, in caso contrario, è un investimento utile. Di solito uso una teglia da 12x18 pollici o una da 16x24 pollici, che può essere trovata nei negozi di forniture per ristoranti e online. In alcune ricette di questo libro, chiedo una teglia da 16x24 pollici, ma se una da 12x18 pollici si adatta meglio al tuo forno, sentiti libero di usarla.

TERMOMETRO: per ottenere consistenza nella cottura, devi conoscere la temperatura dell'acqua e degli ingredienti. Acquista un termometro a sonda per controllare la temperatura degli ingredienti. Consiglio anche di avere un termometro per forno per essere sicuro che la temperatura del forno sia accurata. Puoi acquistarli per circa 20€ su Amazon e nella maggior parte dei negozi di alimentari.

Altri articoli di cui potresti aver bisogno che di solito fanno parte di qualsiasi cucina:

- Asciugamani da cucina

- Spray da cucina antiaderente

- Carta pergamena da forno

- Pennello per pasticceria

- Cellophane

- Forbici

- Una bottiglia spray

- Spatola di gomma

4.

TABELLE DI CONVERSIONE

Conversioni di volume: normalmente utilizzate solo per liquidi	
Quantità consueta	**Equivalente metrico**
1 cucchiaino (tsp)	5 ml
1 cucchiaio (tbps) *o* 1/2 oncia liquida	15 ml
1 oncia liquida *o* 1/8 tazza	30 ml
1/4 tazza *o* 2 once liquide	60 ml
1/3 tazza	80 ml
1/2 tazza *o* 4 once liquide	120 ml

2/3 tazza	160 ml
3/4 tazza *o* 6 once liquide	180 ml
1 tazza *o* 8 once liquide *o* mezza pinta	240 ml
1 1/2 tazze *o* 12 once liquide	350 ml
2 tazze *o* 1 pinta *o* 16 once liquide	475 ml
3 tazze *o* 1 1/2 pinte	700 ml
4 tazze *o* 2 pinte *o* 1 quarto di gallone	950 ml

Conversione di peso	
Quantità consueta	**Equivalente metrico**
1 oncia (oz)	28g
4 once *o* 1/4 libbra	113g

1/3 libbra	150g
8 once o 1/2 libbra	230g
2/3 libbra	300g
12 once o 3/4 libbra	340g
1 libbra o 16 once	450g
2 libbre	900g

1 tbsp = 1 cucchiaio

Pesi di ingredienti comuni in grammi							
Ingrediente	1 tazza	3/4 tazza	2/3 tazza	1/2 tazza	1/3 tazza	1/4 tazza	2 tbsp*
Farina per tutti gli usi (grano)	120g	90g	80g	60g	40g	30g	15g
Farina, ben setacciata per tutti gli usi (grano)	110g	80g	70g	55g	35g	27g	13g

Zucchero granulato di canna	200g	150g	130g	100g	65g	50g	25g
Zucchero a velo (canna)	100g	75g	70g	50g	35g	25g	13g
Zucchero di canna confezionato	180g	135g	120g	90g	60g	45g	23g
Farina di mais	160g	120g	100g	80g	50g	40g	20g
Amido di mais	120g	90g	80g	60g	40g	30g	15g
Avena cruda	90g	65g	60g	45g	30g	22g	11g
Sale da cucina	300g	230g	200g	150g	100g	75g	40g
Burro	240g	180g	160g	120g	80g	60g	30g
Grasso vegetale	190g	140g	125g	95g	65g	48g	24g
Frutta e verdura tritate	150g	110g	100g	75g	50g	40g	20g

Frutta secca, tritata	150g	110g	100g	75g	50g	40g	20g
Frutta secca macinata	120g	90g	80g	60g	40g	30g	15g
Pangrattato fresco	60g	45g	40g	30g	20g	15g	8g
Pangrattato asciutto	150g	110g	100g	75g	50g	40g	20g
Parmigiano grattato	90g	65g	60g	45g	30g	22g	11g

Conversioni di lunghezza	
Quantità consueta	Equivalente metrico
1/8 pollice	3 mm
1/4 pollice	6 mm
1/2 pollice	13 mm

3/4 pollice	19 mm
1 pollice	2.5 cm
2 pollici	5 cm
3 pollici	7.6 cm
4 pollici	10 cm
5 pollici	13 cm
6 pollici	15 cm
7 pollici	18 cm
8 pollici	20 cm
9 pollici	23 cm
10 pollici	25 cm
11 pollici	28 cm
12 pollici o 1 piede	30 cm

Temperatura	
°F	°C
212	100

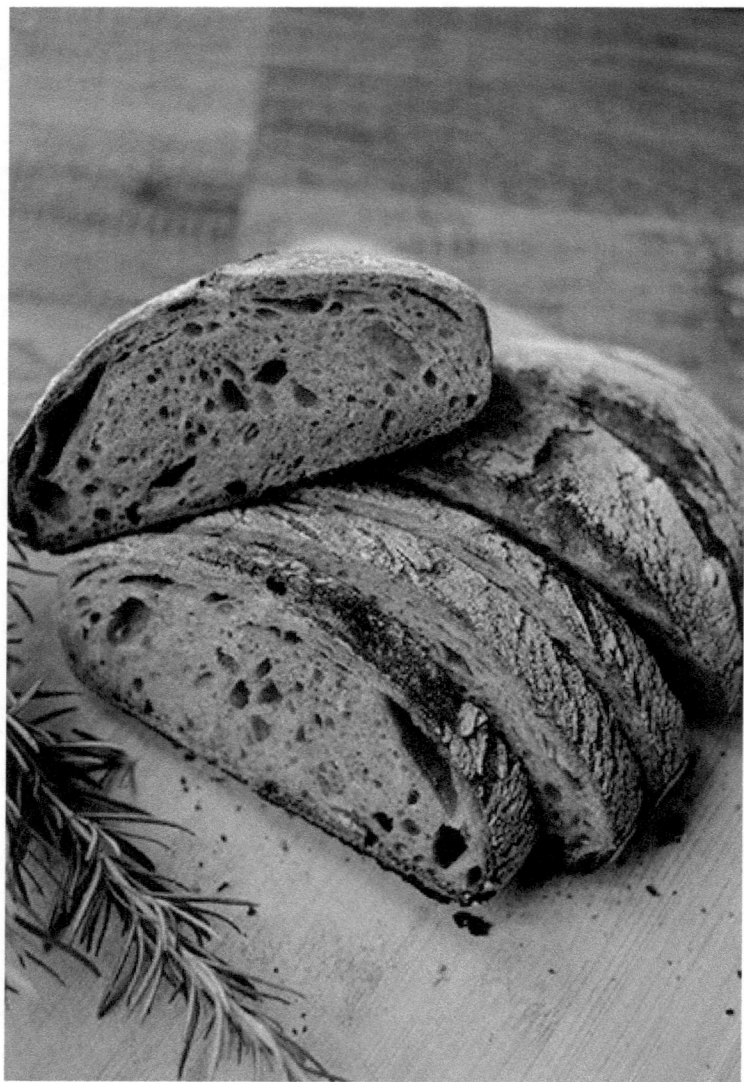

5.
PAGNOTTE DI PANE CHETOGENICHE

Pagnotta Diaria K

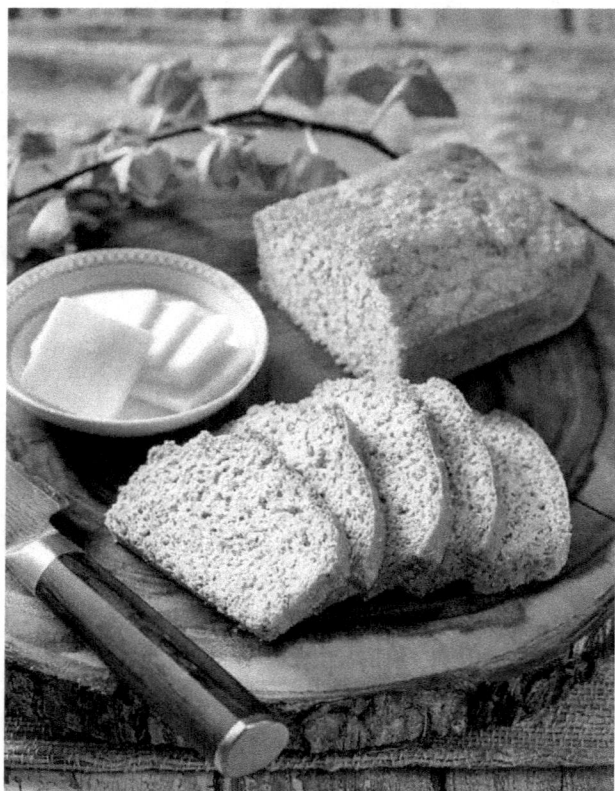

Tempo di preparazione: 5 minuti

Tempo di cottura: 30 minuti

Tempo totale: 35 minuti

Resa: 12 porzioni

Ingredienti: ½ *cucchiaino di sale; 2 cucchiaini di bicarbonato di sodio;* ¼ *tazza di burro fuso o olio di cocco;* ¼ *tazza di acqua o latte di mandorle;* ½ *tazza di semi di chia (preferibilmente bianchi); 1 tazza di farina di mandorle; 4 uova*

Indicazioni

- Preriscalda il forno a 176° C (350° Fahrenheit)

- Ungere una teglia da 8 x 4 pollici e metterla da parte. (* nota: non utilizzare una teglia più grande poiché il pane sarà molto piatto. Se vuoi che il pane si alzi di più, cuoci in 2 mini teglie)

- In una ciotola unire tutti gli ingredienti e mescolare fino a quando la pastella non è grumosa e ben miscelata

- Versare l'impasto sulla teglia precedentemente preparata e cuocere per 30 minuti. Lasciare riposare il pane nella teglia per 10 minuti prima di rimuoverlo e posizionarlo su una griglia se si desidera raffreddarlo completamente. In caso contrario, goditelo subito con del burro

Pagnotta Soffice K

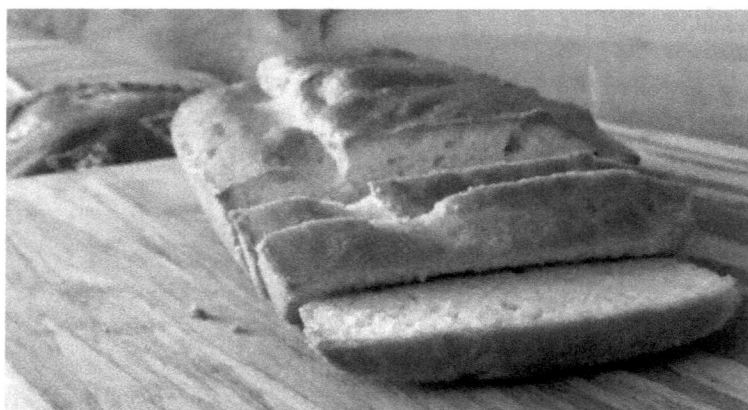

Tempo di preparazione: 15 minuti

Tempo di cottura: 45 minuti

Tempo totale: 60 minuti

Resa: 12 porzioni

Ingredienti: ½ cucchiaino di sale marino; ½

cucchiaino di gomma di xantano; 1 cucchiaino di lievito in polvere; 2 tazze di farina di mandorle pelate; 2 cucchiai di olio d'oliva; 12 tazze di burro, sciolte e raffreddate; 7 uova a temperatura ambiente; Spray da cucina

Indicazioni

- Preriscalda il forno a 176° C (350° Fahrenheit)

- Prepara la teglia in silicone ingrassando con spray da cucina.

- In una ciotola, sbatti tutte le uova per circa 3 minuti fino a ottenere un composto cremoso e liscio. Aggiungere l'olio d'oliva e il burro fuso e mescolare fino a quando non è ben combinato.

- In una ciotola separata, unisci la farina di mandorle, il sale, la gomma di xantano e il lievito. Mescolare bene quindi aggiungerlo gradualmente al composto di uova. Mescola bene fino a formare una pastella densa.

- Versare l'impasto sulla teglia unta, quindi

utilizzare una spatola per lisciare la parte superiore

- Cuocere per circa 45 minuti fino a quando uno stecchino esce pulito quando inserito al centro

Pane K

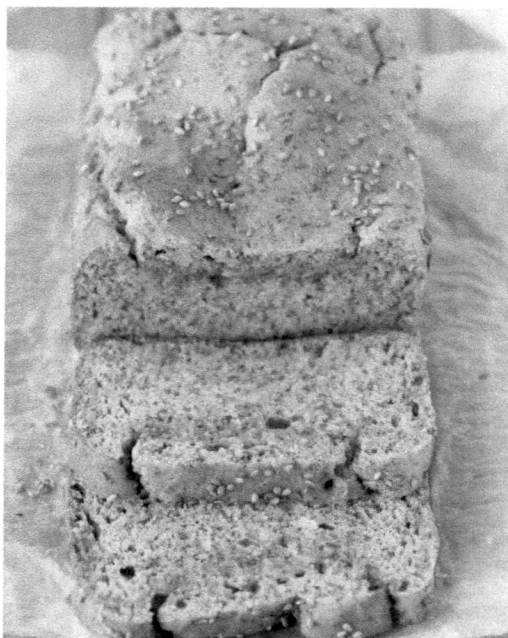

Tempo di preparazione: 15 minuti

Tempo di cottura: 40 minuti

Tempo totale: 55 minuti

Resa: 16 fette

Ingredienti: ½ cucchiaino di sale; ½ cucchiaino di gomma di xantano; 200 g di farina di mandorle; 1 cucchiaino di lievito in polvere; 7 uova grandi; 30 g di olio di cocco; 1 g di burro fuso

Indicazioni

- Preriscalda il forno a 180° C (355° Fahrenheit)

- Sbattere le uova in una ciotola per 1-2 minuti in alto. Aggiungi il burro fuso e l'olio di cocco e continua a sbattere. Aggiungi il resto degli ingredienti; la pastella risultante sarà abbastanza spessa.

- Prepara la teglia rivestendola con carta da forno, quindi raschia la miscela nella teglia.

- Cuocere in forno fino a quando uno spiedino esce pulito dalla pagnotta o per 45 minuti.

- Tagliare in 16 fette sottili, quindi conservare in frigorifero in un contenitore ermetico per una settimana o nel congelatore per un mese.

Informazioni nutrizionali per porzione:
Calorie 165; Proteine 6g; Carboidrati 3g; Grassi 15g

Pane a Basso Contenuto di Carboidrati

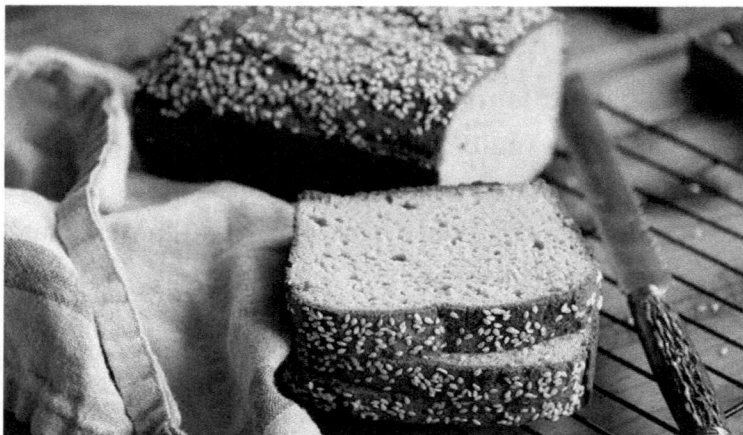

Tempo di preparazione: 15 minuti

Tempo di cottura: 1 ora e 30 minuti

Tempo totale: 1 ora e 45 minuti

Resa: 14 porzioni

Ingredienti: *1 cucchiaino di semi di sesamo; ¾ tazza di acqua bollente; 6 cucchiai di burro chiarificato, nutrito con erba, sciolto e leggermente raffreddati; 5 gocce di stevia liquida; 2 cucchiai di aceto di mele; 1 tazza di albume a temperatura ambiente; 3 cucchiai di acqua bollente; 1 cucchiaio di gelatina di manzo nutrita con erba; 2 cucchiaini di zucchero di cocco; 2 cucchiai di acqua calda; 2 cucchiaini di lievito istantaneo; 2 cucchiaini di lievito in polvere; 1 cucchiaio di vendita; 2 cucchiai di buccia di psillio in polvere; ¾ tazza di farina di cocco; 2 tazze di farina di mandorle; Spruzzo di olio di avocado per la teglia*

Indicazioni

- Preriscalda il forno a 176° C (350° Fahrenheit)

- Usa una carta pergamena da forno per rivestire una teglia da 9 x 5 pollici, quindi spruzza leggermente l'interno con olio di avocado.

- In una grande ciotola, sbatti insieme il lievito, il sale, la polvere di buccia di psillio, la farina di cocco e la farina di mandorle.

- In una piccola ciotola, mescolare insieme lo zucchero di cocco, 2 cucchiai di acqua calda e lievito, quindi lasciarlo riposare fino a quando non è schiumoso per circa 10 minuti.

- In un'altra piccola ciotola sbattere insieme 3 cucchiai di acqua bollente e gelatina fino a completa dissoluzione.

- In una ciotola media, mescolare insieme il burro fuso, la stevia, l'aceto, i bianchi d'uovo, la gelatina di manzo disciolta e il lievito disciolto.

- Versare il composto di uova nel composto di ingredienti secchi, quindi mescolare in ¾ tazza di acqua bollente. Versare la miscela risultante sulla padella precedentemente preparata e lisciare la parte superiore. Lascialo riposare per 3 minuti, quindi aggiungi i semi di sesamo.

- Cuocere per 75 minuti a 90 minuti fino a

quando uno stecchino non esce pulito quando inserito. Saprai che la pagnotta è fatta se quando la tocchi in fondo, produce un suono vuoto.

- Spegnere il forno e lasciare socchiusa la porta del forno affinché il pane si raffreddi nel forno caldo per circa 30 minuti.

- Trasferire il pane su una gratella fino a quando non si raffredda prima di tagliare

Informazioni nutrizionali per porzione:
Calorie 198; Proteine 7g; Carboidrati 9g; Grassi 15g

Pan di Farina di Mandorle Semplice

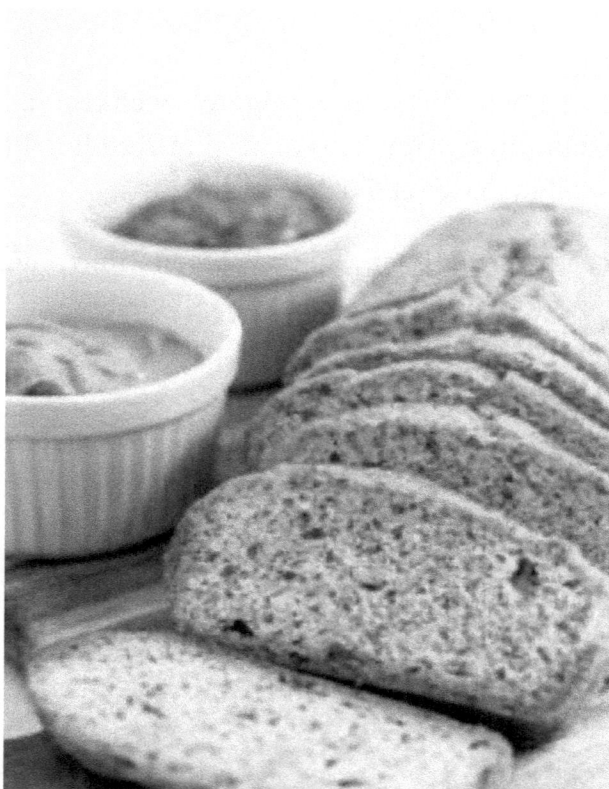

Tempo di preparazione: 10 minuti

Tempo di cottura: 45 minuti

Tempo totale: 55 minuti

Resa: 12 fette

Ingredienti: 2 tazze di farina di mandorle; 7 uova; 2 cucchiai di olio di cocco; ½ tazza di burro

Indicazioni

- Preriscalda il forno a 176° C (350° Fahrenheit)

- Preparare una teglia foderandola con carta pergamena da forno.

- In una ciotola, mescolare le uova per un massimo di 2 minuti in alto. Aggiungere il burro fuso, la farina di mandorle e l'olio di cocco fuso, quindi continuare a mescolare.

- Versare il composto sulla teglia precedentemente preparata.

- Cuocere fino a quando uno stecchino non esce pulito quando si inserisce nella pagnotta o per circa 45-50 minuti.

Informazioni nutrizionali per porzione:
Calorie 178; Proteine 6.4g; Carboidrati 3.9g; Grassi 15g.

6.
PANINI E BAGEL CHETOGENICI

Panini Soffici

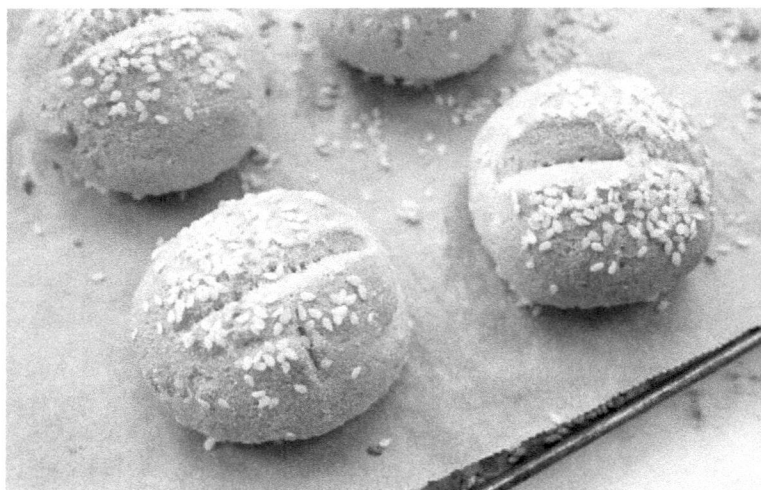

Tempo di preparazione: 5 minuti

Tempo di cottura: 25 minuti

Tempo totale: 30 minuti

Resa: 4 porzioni

Ingredienti: 1 cucchiaino di lievito in polvere; 1 cucchiaio di buccia di psillio in polvere; ¼ tazza di farina di cocco; ¼ tazza di farina di mandorle; ¼ tazza di acqua bollente; 1 uovo a temperatura ambiente; 3 albumi d'uovo a temperatura ambiente.

Opzionale: *semi di sesamo da spolverare*

Indicazioni

- Preriscalda il forno a 180° C (356° Fahrenheit)

- Mescola tutti gli ingredienti secchi, quindi inseriscili nel robot da cucina insieme a tutti gli ingredienti rimanenti o mescola in un frullatore elettrico per circa 20 secondi fino a che non è morbido. Non esagerare.

- Lasciare riposare l'impasto per alcuni minuti in modo che le farine assorbino l'umidità.

- Dividi l'impasto in 4 parti uguali, quindi forma i panini.

- Prepara la tua teglia foderandola con carta pergamena da forno, quindi posiziona i panini sopra. Cospargere con semi di sesamo o altri semi a scelta.

- Sulla parte superiore dei panini, fai un taglio incrociato e cuoci fino a doratura per circa 25 minuti.

Informazioni nutrizionali per porzione:
Calorie 109; Proteine 7.3g; Carboidrati 8.3g; Grassi 5.5g

Panini da Hamburger al Formaggio

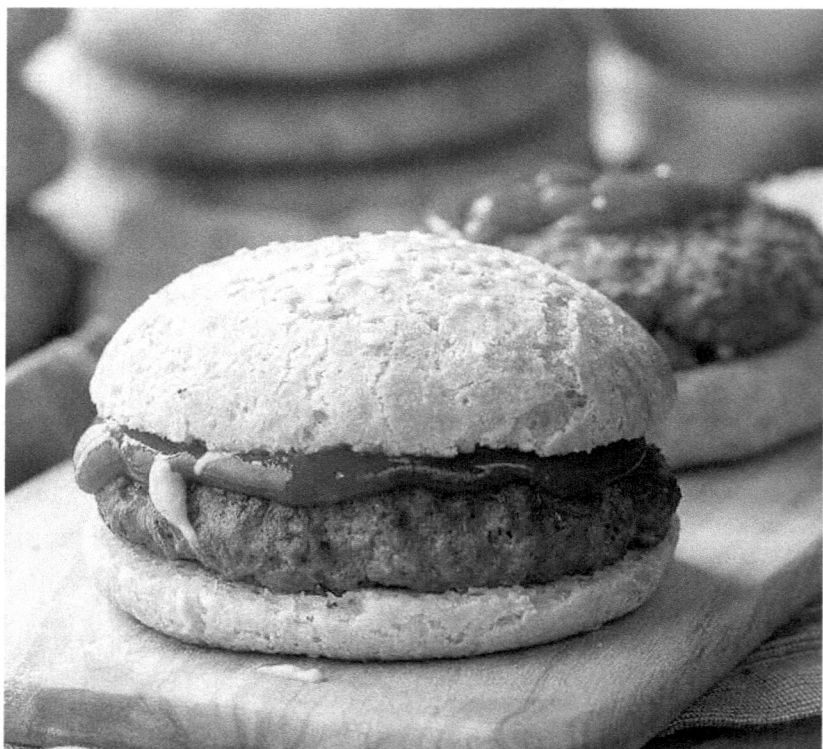

Tempo di preparazione: 8 minuti

Tempo di cottura: 12 minuti

Tempo totale: 20 minuti

Resa: 6 porzioni

Ingredienti: 4 cucchiai di burro fuso, alimentato con erba; 3 tazze di farina di mandorle; 4 uova grandi; 4 once di crema di formaggio; 2 tazze di mozzarella, grattugiata; Semi di sesamo (ciascuno).

Indicazioni

- Preriscalda il forno a 204° C (400° Fahrenheit)

- Preparare una teglia rivestita con carta pergamena da forno

- Fondere insieme la crema di formaggio e la mozzarella. Aggiungi 3 uova, quindi mescola per unire. Aggiungere la farina di mandorle e mescolare

- Formare 6 palline a forma di panino dall'impasto, quindi posizionarle sulla teglia precedentemente preparata

- Spennellare con l'uovo e il burro rimanenti, quindi cospargere con semi di sesamo

- Cuocere per 10-12 minuti fino a doratura

Palline a Basso Contenuto di Carboidrati

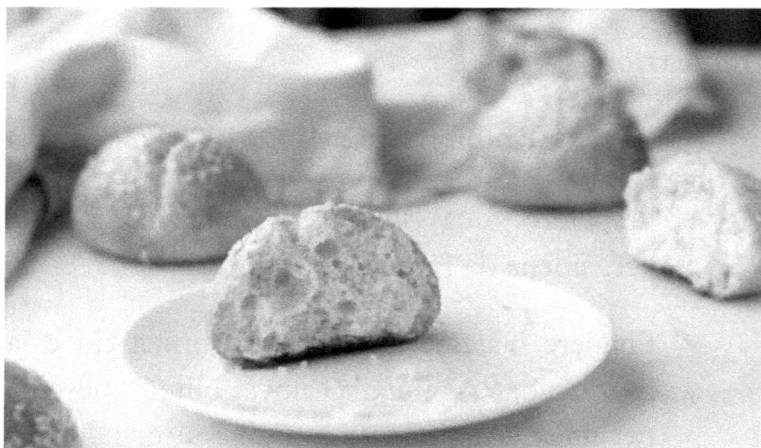

Tempo di preparazione: 5 minuti

Tempo di cottura: 13 minuti

Tempo totale: 18 minuti

Resa: 8 porzioni

Ingredienti: 1 ¼ tazza di farina di mandorle; 1 cucchiaino di bicarbonato di sodio; 2 cucchiai di isolato di proteine isolate dal siero di latte; 1 uovo grande; 2 once di crema di formaggio, a cubetti; 1 ½ tazza di mozzarella grattugiata scremata.

Indicazioni

- In una ciotola per microonde, sciogliere la crema di formaggio e la mozzarella insieme nel microonde per 1 minuto. Mescolare e fare altri 30-45 secondi nel microonde. Trasferiscilo su un robot da cucina e procedi fino a quando non viene miscelato accuratamente.

- Aggiungi le uova e mescola di nuovo. Nella miscela di formaggio all'uovo, aggiungi gli ingredienti secchi e procedi per 10-15 secondi fino a quando non saranno completamente combinati - dovrebbe essere molto appiccicoso.

- Spruzzare olio da cucina su un pezzo di pellicola trasparente, quindi versare la pasta di pane al centro. Modellare delicatamente l'impasto in un rettangolo o disco, quindi congelare per raffreddare mentre si prepara il forno. * Non è necessario che il tuo impasto vada nel congelatore se non è molto appiccicoso.

- Preriscalda il forno a 204°C (400°F), quindi posiziona la griglia al centro del forno. Preparare una teglia da biscotti rivestendola con un pezzo di pergamena o un tappetino da forno

- Rimuovere l'impasto dal frigorifero e tagliarlo in 8 pezzi. Olia leggermente le mani, poi rotola delicatamente una porzione di pasta in una palla. Posizionare la palla sulla teglia preparata e appiattirla sul fondo. Ripetere l'operazione con l'impasto rimanente, quindi cospargere con cipolla disidratata, semi di papavero o semi di sesamo premendo delicatamente nell'impasto.

- Cuocere fino a quando l'impasto diventa dorato per circa 13-15 minuti. Potrebbe anche dividersi.

- Conservare i panini extra in frigorifero e scaldarli prima di servire.

Keto Bagel

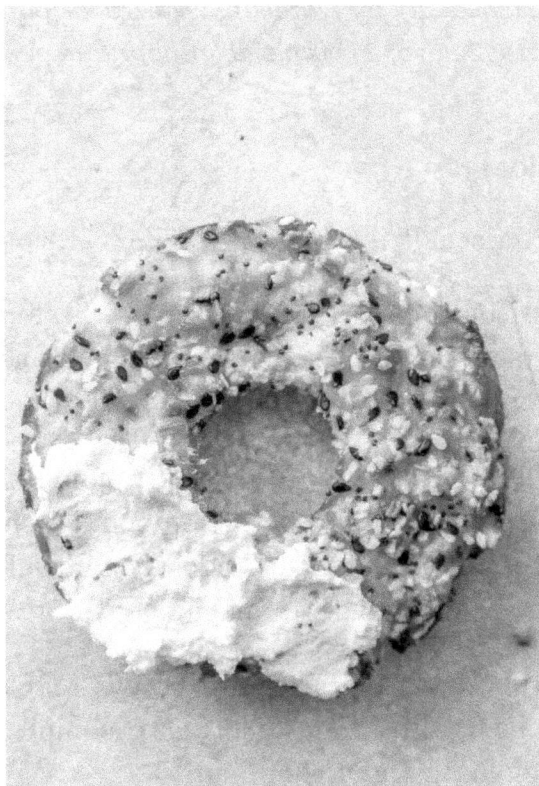

Tempo di preparazione: 2 minuti

Tempo di cottura: 15 minuti

Tempo totale: 17 minuti

Resa: 6 porzioni

Ingredienti: *1 tazza di formaggio che si scioglie bene; triturato (cheddar, mozzarella); ½ tazza di parmigiano grattugiato; 2 uova; 2 cucchiai di insaporitore per bagel.*

Indicazioni

- Preriscalda il forno a 190°C (375°F)

- In una ciotola, unisci l'uovo e il formaggio grattugiato e mescola fino a quando non sono completamente combinati

- Dividere la miscela in 6 parti, quindi premere su una teglia per ciambelle ben unta. Cospargere il tutto bagel condimento sulla miscela di uova e formaggio

- Cuocere fino a quando il formaggio forma una leggera crosta marrone e si è completamente sciolto (circa 15-20 minuti)

Informazioni nutrizionali per porzione:
Calorie 218; Proteine 14g; Carboidrati 5g; Grassi 16g

Impasto per Bagel alla Mozzarella

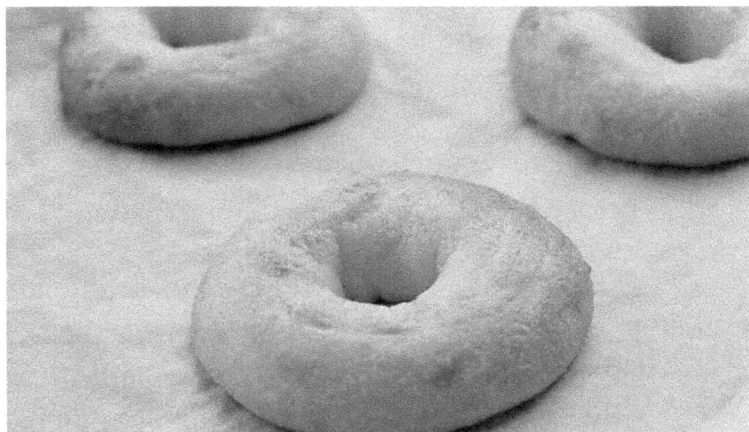

Tempo di preparazione: 10 minuti

Tempo di cottura: 15 minuti

Tempo totale: 25 minuti

Resa: 6 porzioni

Ingredienti: 1 cucchiaino di lievito in polvere; 1 uovo; medio; 2 cucchiai di crema di formaggio intero; 85 g di farina/farina di mandorle; 170 g di mozzarella grattugiata/pre grattugiato; Pizzico di sale q.b.

Indicazioni

- In una ciotola per microonde, mescolare la crema di formaggio, la farina di mandorle/la farina e il formaggio grattugiato /pre grattugiato. Microonde per 1 minuto

- Mescolare quindi rimettere in forno e microonde per altri 30 secondi

- Aggiungi il sale, il lievito, l'uovo e tutti gli altri aromi, quindi mescola delicatamente. Porzionare l'impasto in 6 parti uguali e arrotolare in palline e poi a forma di cilindro. Piega le estremità del cilindro in un cerchio, quindi stringi le 2 estremità per formare una forma a bagel.

- Mettere su una teglia e cospargere con semi di sesamo.

- Cuocere fino a doratura per 15 minuti a 218° C (425°F)

Informazioni nutrizionali per porzione:
Calorie 203; Proteine 11g; Carboidrati 4g; Grassi 16.8g

7.
CRACKER & GRISSINI CHETOGENICI

Grissini K

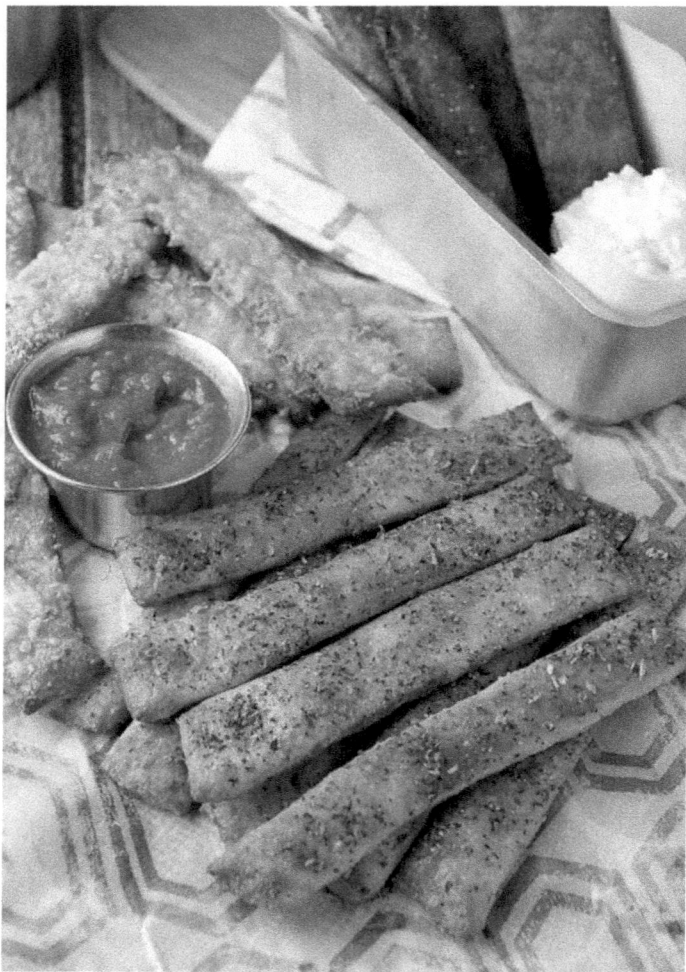

Tempo di preparazione: 10 minuti

Tempo di cottura: 15 minuti

Tempo totale: 25 minuti

Resa: 24 grissini

Ingredienti:

Base per grissini: *1 cucchiaino di lievito in polvere; 1 uovo grande; 3 cucchiai di crema di formaggio; 1 cucchiaio di buccia di psillio in polvere; ¾ tazza di farina di mandorle; 2 tazze di mozzarella grattugiata*

Gusto italian style: *1 cucchiaino di pepe; 1 cucchiaino di sale; 2 cucchiai di erbe aromatiche essiccate e spezie in polvere a piacimento*

Gusto formaggio extra: *¼ di tazza di parmigiano; 3 once di formaggio cheddar; 1 cucchiaino di polvere di cipolla; 1 cucchiaino di aglio in polvere*

Gusto zucchero alla cannella: *2 cucchiai di cannella; 6 cucchiai di dolcificante Swerve; 3 cucchiai di burro*

Indicazioni

- Preriscalda il forno a 204°C (400°F)

- Mescolare la crema di formaggio e l'uovo fino a quando leggermente combinato, quindi mettere da parte.

- Unisci tutti gli ingredienti secchi: lievito, buccia di psillio e farina di mandorle in una ciotola.

- In una ciotola per microonde, metti in forno a microonde la mozzarella a intervalli di 20 secondi mescolando ogni volta che rimuovi dal microonde e continua a microonde fino a quando il formaggio non sfrigola.

- Aggiungi gli ingredienti secchi, la crema di formaggio e le uova nella mozzarella sciolta e mescola.

- Impastare l'impasto con le mani e mettere su un tappeto da forno una volta che è mescolato. Premere e trasferire su un foglio

- Tagliare l'impasto e condire con gli ingredienti sopra.

- Cuocere sul ripiano superiore fino a quando non diventa croccante per 13-15 minuti e servire caldo.

Suggerimento di servizio: servire i grissini dolci con crema di burro al formaggio cremoso e i grissini salati con la marinara

Informazioni nutrizionali per porzione:

Italian style: Calorie 238; Proteine 12.8g; Carboidrati 2.6g; Grassi 18.8g

Formaggio extra: Calorie 314; Proteine 18g; Carboidrati 3.6g; Grassi 24.7g

Zucchero alla cannella: Calorie 291.7g; Proteine 13g; Carboidrati 3.3g; Grassi 24.3g

Grissini al Formaggio

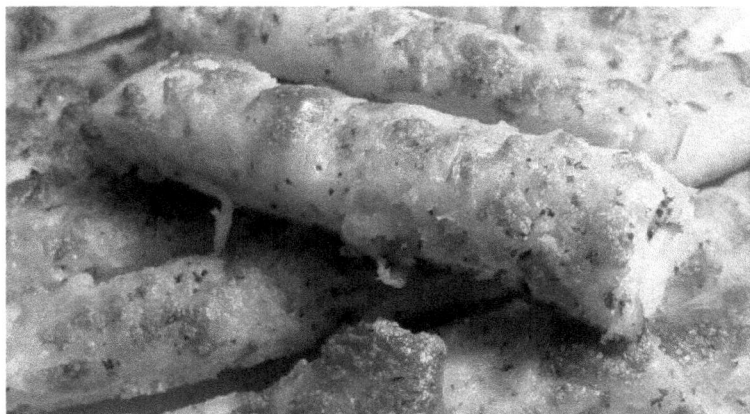

Tempo di preparazione: 10 minuti

Tempo di cottura: 15 minuti

Tempo totale: 25 minuti

Resa: 8 porzioni

Ingredienti:

Per i grissini: ½ *tazza di parmigiano grattugiato; 1 tazza di mozzarella, grattugiata; ½ cucchiaino di aglio in polvere; 1 cucchiaino di "condimento italiano mediterraneo" (erbe aromatiche essiccate e spezie in polvere); ¼ cucchiaino di lievito in polvere; ½ cucchiaino di sale; 4 uova; 1 oz di crema di formaggio, ammorbidito; ⅓ tazza di farina di cocco; 4 cucchiai e mezzo di burro (sciolto e raffreddato).*

Per la parte superiore: 12 *cucchiaini di condimento italiano mediterraneo; ¼ di tazza di parmigiano grattugiato; 2 tazze di mozzarella, grattugiate.*

Indicazioni

- Preriscalda il forno a 204°C (400°F)

- Preparare una teglia 7x11 e ungerla

- Unire la crema di formaggio, il sale, le uova e il burro fuso, quindi mescolare

- Aggiungi le spezie, il lievito e la farina di

cocco al composto di burro e mescola fino a quando combinato, quindi aggiungi il parmigiano e la mozzarella

- Trasferisci la pastella in una casseruola e aggiungi le spezie, il parmigiano e la mozzarella aggiuntivi

- Cuocere fino a quando i grissini non sono pronti per 15 minuti. A metà cottura, usa un tagliapizza per creare singoli grissini.

- Trasferisci la padella sul cestello superiore del forno e cuoci la griglia fino a quando il formaggio diventa frizzante e rosolare per circa 1-2 minuti

- Servire con salsa marinara "keto friendly"

Informazioni nutrizionali per porzione:
Calorie 299; Proteine 17g; Carboidrati 4g; Grassi 23g.

Crackers al Pesto

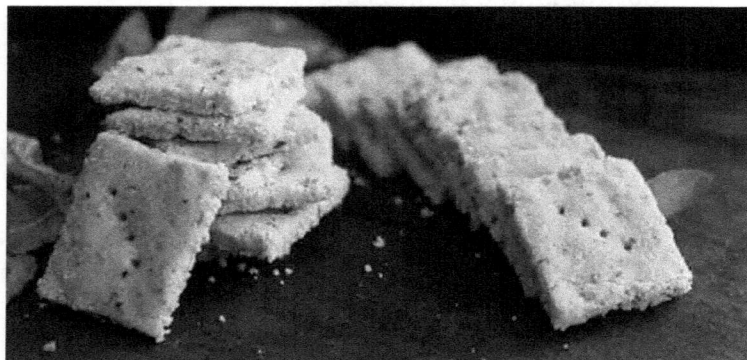

Tempo di preparazione: 10 minuti

Tempo di cottura: 20 minuti

Tempo totale: 30 minuti

Resa: 6 porzioni

Ingredienti: 1 ¼ tazza di farina di mandorle; ½ cucchiaino di lievito in polvere; ½ cucchiaino di sale; ¼ cucchiaino di pepe nero macinato; 1 pizzico di pepe di cayenna; ¼ cucchiaino di basilico secco; 1 spicchio d'aglio; premuto; 2 cucchiai di pesto di basilico; 3 cucchiai di burro.

Indicazioni

- Preriscalda il forno a 163°C (325°F). Fodera la tua teglia con carta pergamena e mettila da parte

- Mescolare la farina di mandorle, il lievito, il sale e il pepe. Incorporare il pepe di Cayenna, il basilico e l'aglio. Una volta combinati, aggiungi il pesto e mescola fino a formare granuli grossolani.

- Aggiungere il burro e impastare fino a quando non si forma un impasto liscio

- Trasferire l'impasto sul foglio preparato e distribuirlo in uno strato sottile. Cuocere per circa 15-20 minuti. Al termine, rimuoverlo dal forno, lasciarlo raffreddare leggermente e tagliare in cracker

Informazioni nutrizionali per porzione:
Calorie 210.9; Proteine 6.1g; Carboidrati 6g; Zuccheri 1g; Grassi 19.8g (Grassi saturi 4.6g).

Crackers di Semi

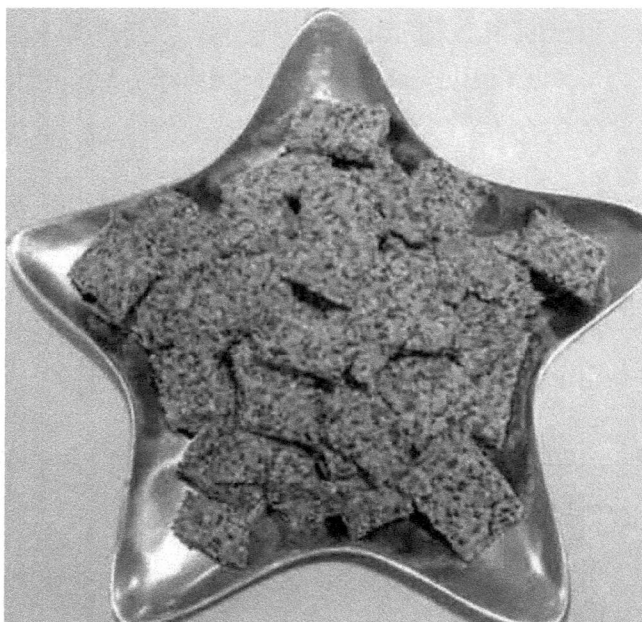

Tempo di preparazione: 10 minuti

Tempo di cottura: 60 minuti

Tempo totale: 70 minuti

Resa: 70 cracker

Ingredienti: 1 tazza di acqua bollente; ⅓ tazza di semi di Chia; ⅓ tazza di semi di sesamo; ⅓ tazza di *semi di zucca; ⅓ tazza di semi di lino; ⅓ tazza di semi di girasole; 1 cucchiaio di polvere di psillio; 1 tazza di farina di mandorle; 1 cucchiaino di sale; ¼ di tazza di olio di cocco, fuso.*

Indicazioni

- Preriscalda il tuo forno a 149°C (300°F). Rivestire un foglio di biscotti con carta pergamena e mettere da parte

- Aggiungi tutti gli ingredienti tranne l'olio di cocco e l'acqua al tuo robot da cucina e frulla fino a quando tutti gli ingredienti sono macinati. Trasferire in una ciotola grande

- Versare l'olio di cocco fuso e l'acqua bollente e mescolare fino a quando ben combinato

- Trasferire sul foglio preparato e distribuirlo in uno strato sottile

- Tagliare l'impasto in cracker e cuocere per un'ora. Al termine, lasciare raffreddare i cracker. Servire immediatamente o conservare in un contenitore ermetico.

Crackers Sale e Pepe

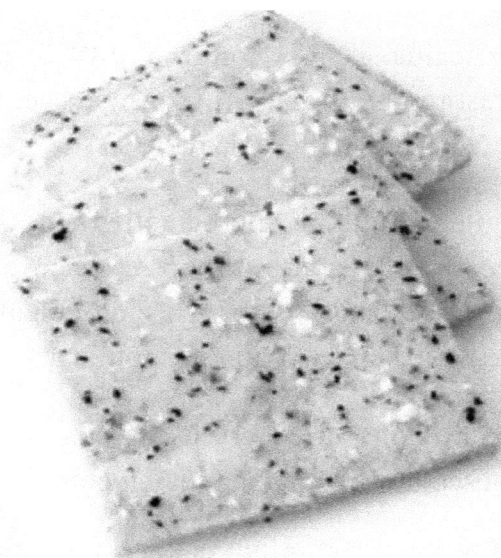

+

Tempo di preparazione: 10 minuti

Tempo di cottura: 15 minuti

Tempo totale: 25 minuti

Resa: 20 cracker

Ingredienti: 1 uovo; 2 tazze di farina di mandorle; ½ cucchiaino di sale marino celtico; più per la spolverata; ½ cucchiaino di pepe nero macinato, più per la spolverata

Indicazioni

- Preriscalda il tuo forno a 177°C (350°F). Fodera una teglia con carta pergamena da forno e mettila da parte

- Aggiungi gli ingredienti al tuo robot da cucina e pulsa fino a quando si forma l'impasto

- Posizionare l'impasto su un foglio di carta pergamena, coprire con un altro pezzo di carta e stenderlo in uno strato sottile. Trasferire sulla teglia da forno e tagliarla in cracker

- Cospargere di sale e pepe e cuocere per circa 10-15 minuti

- Al termine, rimuovere, lasciare raffreddare e servire

Informazioni nutrizionali per porzione:
Calorie 67.6; Proteine 2.7g; Carboidrati 1.4g; Zuccheri 0.1; Grassi 5.8g (Grassi saturi 0.5g)

Crackers Croccanti alle Mandorle

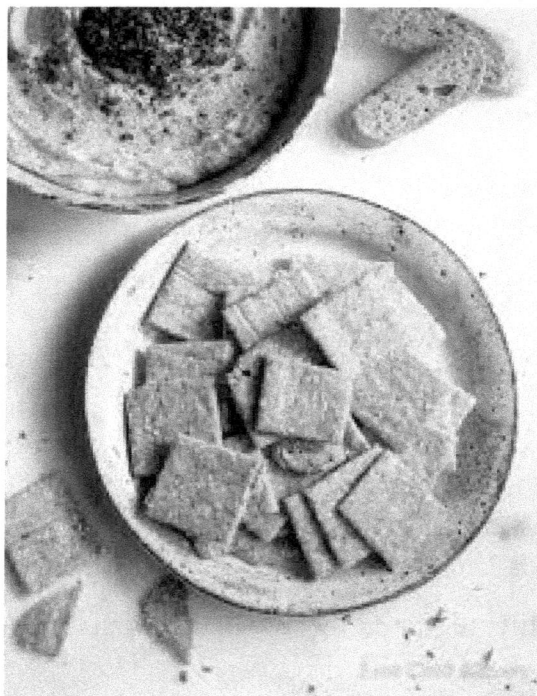

Tempo di preparazione: 10 minuti

Tempo di cottura: 20 minuti

Tempo totale: 30 minuti

Resa: 40 crackers

Ingredienti: *1 tazza di farina di mandorle; 1/4 cucchiaino di bicarbonato di sodio; 1/4 cucchiaino di sale; 1/8 cucchiaini di pepe nero; 3 cucchiai di semi di sesamo; 1 uovo, sbattuto; Sale e pepe nero qb.*

Indicazioni

- Preriscalda il tuo forno a 177°C (350°F). Fodera due fogli da forno con carta pergamena e mettili da parte

- Mescola tutti gli ingredienti secchi in una ciotola capiente. Aggiungere l'uovo e mescolare bene per incorporare e formare l'impasto. Dividi l'impasto in due palline

- Stendere la pasta tra due pezzi di carta pergamena. Tagliare in cracker e trasferirli sulla teglia preparata

- Cuocere per circa 15-20 minuti. Nel frattempo, ripetere la stessa procedura con l'impasto rimanente

- Una volta fatto, lascia raffreddare i cracker e servi con sale e pepe nero

Informazioni nutrizionali per porzione:
Calorie 21.7, Proteine 0.9g, Carboidrati 0.8g, Zuccheri 0.1,
Grassi 2.9g (Grassi 0.2g)

8.
PIADINE &
TORTILLAS

Piadina a Basso Contenuto di Carboidrati

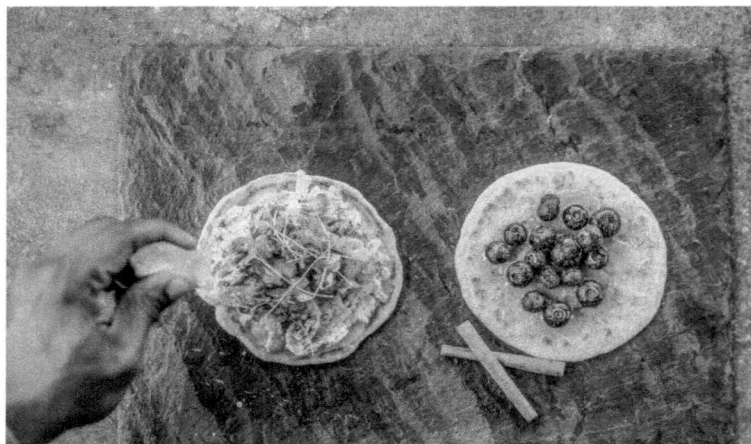

Tempo di preparazione: 5 minuti

Tempo di cottura: 5 minuti

Tempo totale: 10 minuti

Resa: 6 porzioni

Ingredienti: 6 cucchiaini di burro; 1 pizzico di sale marino; ½ tazza di farina/polvere di arrowroot; ½ *tazza più un cucchiaio abbondante di farina di mandorle o farina di cocco; 1 tazza di latte intero di cocco, contorno (opzionale).*

Indicazioni

- Sbatti insieme tutti gli ingredienti in una ciotola capiente. Dovrebbe avere la consistenza del pancake, sciolto e denso. Se è troppo sciolto/morbido aggiungi singoli cucchiai di farina di arrowroot e farina di mandorle per addensare. Se è troppo denso, aggiungi un solo cucchiaio di latte di cocco per diluire.

- Preriscaldare una padella antiaderente a fuoco medio-alto, quindi spruzzare con un po' di olio d'oliva.

- Aggiungi una tazza di pastella al centro della padella. Cuocere la focaccia fino a quando non diventa solida e i bordi sono leggermente marroni ma non croccanti; questo dovrebbe richiedere circa 3 minuti.

- Usa una spatola per capovolgere la focaccia e

cuocere l'altro lato per altri 2 o 3 minuti fino a quando entrambi i lati sono dorati. Ripetere l'operazione per l'impasto di focaccia rimanente.

- Al termine, raffreddare la focaccia su una griglia di raffreddamento. Mentre è ancora calda, spennellare la piadina con il burro spalmabile. Divertiti con il condimento desiderato.

- Conservare gli avanzi di cottura in frigorifero per circa 6-7 giorni

Informazioni nutrizionali per porzione:
Calorie 167, Proteine 2g, Carboidrati 13g; Grassi 13g.

Tortilla a Basso Contenuto di Carboidrati

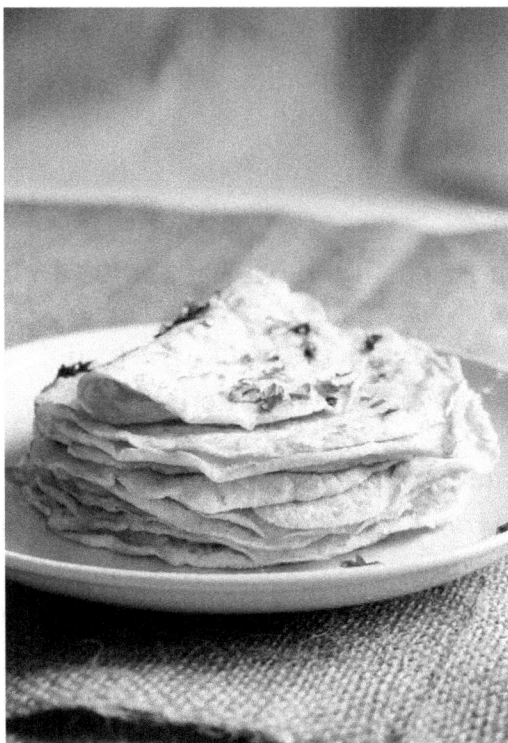

Tempo di preparazione: 10 minuti

Tempo di cottura: 12 minuti

Tempo totale: 22 minuti

Resa: 6 porzioni

Ingredienti: ¼ cucchiaino di polvere di cipolla; ¼ cucchiaino di aglio in polvere; ½ cucchiaino di sale; 2 uova grandi; 6 once di formaggio cheddar grattugiato; 16 once di cavolfiore crudo (circa la metà di una testa grande).

Indicazioni

- Preriscalda il forno a 204°C (400°F).

- Preparare diverse teglie rivestendole con carta pergamena quindi metterle da parte.

- Trita leggermente il cavolfiore, quindi mettilo nel robot da cucina. Impastare fino a quando il cavolfiore non viene macinato in briciole, quindi aggiungere gli ingredienti rimanenti. Pulsa fino a quando tutti gli ingredienti si combinano.

- Porzionare il composto sulle teglie precedentemente preparate usando una paletta per biscotti da 3 cucchiai. Lasciare un bel po' di spazio per stendere la pasta.

- Utilizzare un pezzo di carta oleata per coprire i tumuli, quindi arrotolarli in cerchi di circa 4-4

½ pollici e quindi rimuovere la carta oleata.

- Cuocere fino a quando le tortillas sono dorate per 12 minuti, quindi lasciarle riposare nella teglia da 3 a 5 minuti per raffreddarle.

- Staccare la carta pergamena. Godere

Informazioni nutrizionali per porzione:
Calorie 160, Proteine 10g, Carboidrati 4g; Grassi 11g.

Tortillas di Farina di Mandorle

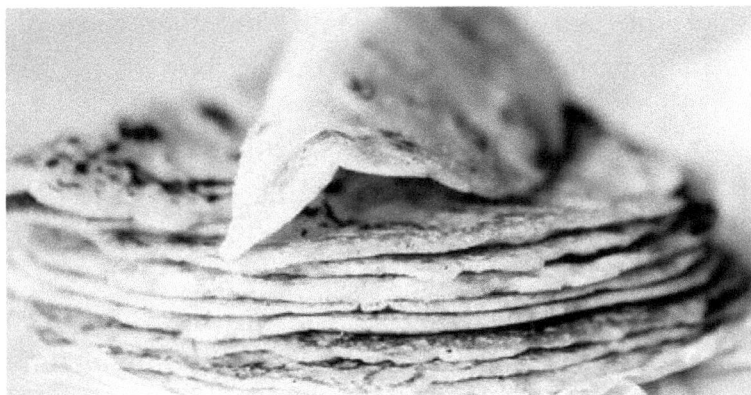

Tempo di preparazione: 15 minuti

Tempo di cottura: 5 minuti

Tempo totale: 20 minuti

Resa: 8 porzioni

Ingredienti: 120 ml di acqua bollente; 4 albumi d'uovo; 1,5 cucchiaini di sale; 1 cucchiaino di lievito in polvere; 6 cucchiai di buccia di psillio in polvere; 150 g di farina di mandorle pelate; 1-2 cucchiai di olio per friggere.

Indicazioni

- In una ciotola capiente, mescola tutti gli ingredienti secchi.

- Aggiungi gli albumi e mescola bene. Aggiungi l'acqua bollente, un po' alla volta e mescola usando una spatola di silicone - mentre mescoli, lo psillio assorbe l'acqua.

- Lasciare riposare l'impasto per 5 minuti una volta terminata la miscelazione, quindi dividere l'impasto in 8 palline.

- Posizionare le palline una alla volta su un pezzo di carta pergamena, quindi coprire con un'altra carta pergamena.

- Metti la padella sopra l'impasto e premi. Una volta premuto, puoi persino ruotare la padella da destra a sinistra per espandere l'impasto. Le tortillas appariranno sottili, si addenseranno un po' una volta che le cuoci. Ripetere l'operazione con l'impasto rimanente.

- Scalda l'olio in una padella e posiziona le tortillas una alla volta. Cuocere a fuoco medio per 20 a 40 secondi su ciascun lato fino a quando le croste sono dorate.

- Trasferire in un piatto una volta cotto per lasciarli raffreddare.

Informazioni nutrizionali per porzione:
Calorie 138, Proteine 5.82g, Carboidrati 10.14g; Grassi 9.4g.

Tortillas di Farina di Cocco

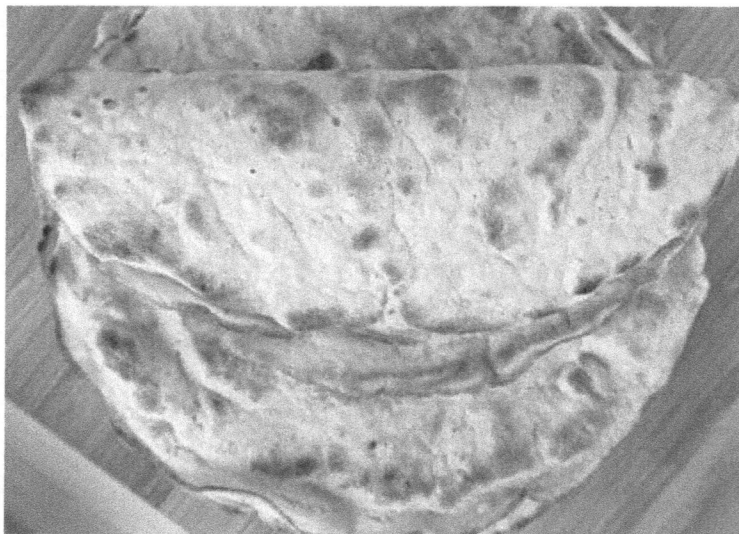

Tempo di preparazione: 5 minuti

Tempo di cottura: 10 minuti

Tempo totale: 15 minuti

Resa: 4 porzioni

Ingredienti: 1 cucchiaio di burro chiarificato o olio per friggere; 1 tazza d'acqua; ½ cucchiaino di lievito in polvere; 8 g di buccia di psillio; 50 g di farina di cocco; sale q.b.

Indicazioni

- In una ciotola per microonde, riscalda 1 tazza d'acqua nel microonde per 30 secondi.

- Mescolare tutti gli ingredienti secchi in una ciotola e aggiungere l'acqua calda. Impastare per formare l'impasto, quindi lasciarlo riposare per 10 minuti, quindi porzionare l'impasto in 4 parti.

- Metti una parte dell'impasto tra 2 pezzi di carta pergamena e stendilo.

- Aggiungi un po' di burro chiarificato o burro in una padella, quindi posiziona l'impasto piatto nella padella.

- Lasciare cuocere completamente la parte inferiore prima di passare dall'altra parte. Assicurati di cucinare entrambi i lati fino a doratura

- Servire

Informazioni nutrizionali per porzione:
Calorie 58; Proteine 2g; Carboidrati 12g; Grassi 2g

Piadina Formaggiosa

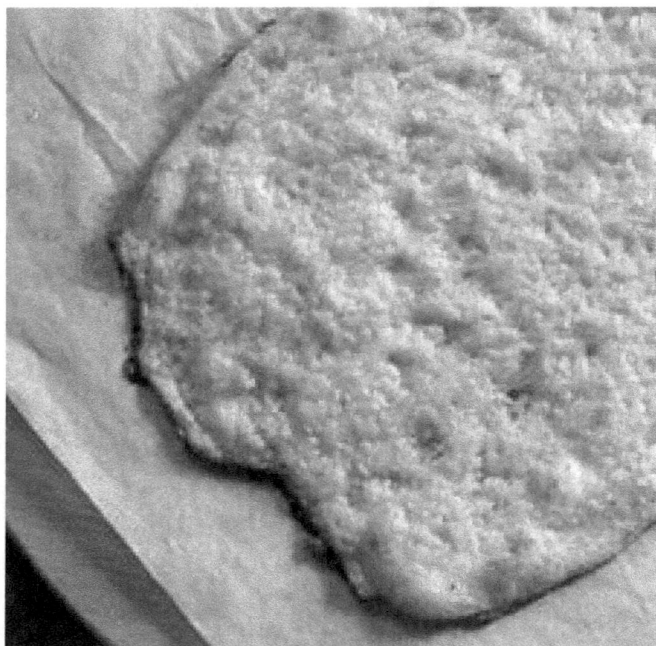

Tempo di preparazione: 5 minuti

Tempo di cottura: 15 minuti

Tempo totale: 20 minuti

Resa: 6 porzioni

Ingredienti: ½ *tazza di formaggio cheddar,*

grattugiato; 1 uovo; 2 cucchiai di crema di formaggio, a cubetti; 2 cucchiaini di condimento piccante; 1 pizzico di sale; 6 cucchiai di farina di mandorle; ¾ tazza di mozzarella grattugiata, ½ cucchiaio di olio d'oliva

Indicazioni

- Preriscalda il forno a 204°C (400°F).

- Prepara la tua teglia rivestendola con carta pergamena da forno, quindi ungerla uniformemente con olio. Mettere da parte.

- Mescolare il condimento, il sale marino, la farina di mandorle e la mozzarella in una ciotola media, quindi aggiungere la crema di formaggio a cubetti in cima.

- Microonde per 45 secondi in alto e mescolate, quindi microonde per altri 20 secondi e mescolate ancora. Aggiungi l'uovo e mescola fino a quando non sarà completamente combinato

- Posizionare l'impasto sulla teglia precedentemente preparata e formare un rettangolo con l'impasto con le mani. Cospargere uniformemente il cheddar.

- Cuocere fino a quando il formaggio si è sciolto e il pane ha iniziato a dorare; questo richiede circa 15-18 minuti

- Affetta e divertiti.

Informazioni nutrizionali per porzione:
Calorie 161; Proteine 8.1g; Carboidrati 2.1g; Grassi 13.8g.

Piadina ai 5 Ingredienti

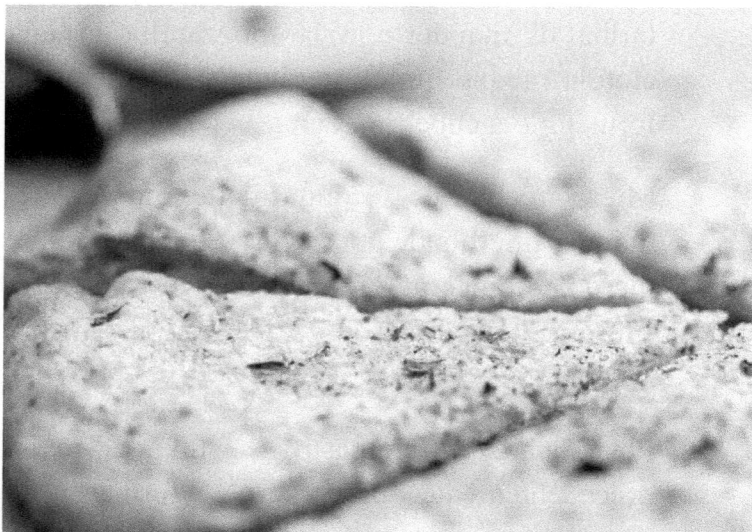

Tempo di preparazione: 5 minuti

Tempo di cottura: 20 minuti

Tempo totale: 25 minuti

Resa: 8 porzioni

Ingredienti: 1 cucchiaino di basilico; 1 cucchiaio di aglio in polvere; 2 cucchiai di farina di mandorle; 1 uovo; 1 cucchiaio di crema di formaggio; ¾ tazza di mozzarella

Indicazioni

- Preriscalda il forno a 177°C (350°F).

- Sciogli la crema di formaggio e la mozzarella e mescola la farina di mandorle e l'uovo.

- Prepara la tua teglia rivestendo con carta pergamena, quindi appiattisci il composto sopra.

- Cospargere con l'aglio in polvere e infornare per 20 minuti.

Informazioni nutrizionali per porzione:
Calorie 56; Proteine 3.6g; Carboidrati 0.8g; Grassi 4.5g

9.
PIZZA CHETOGENICA

Pizza Formaggiosa

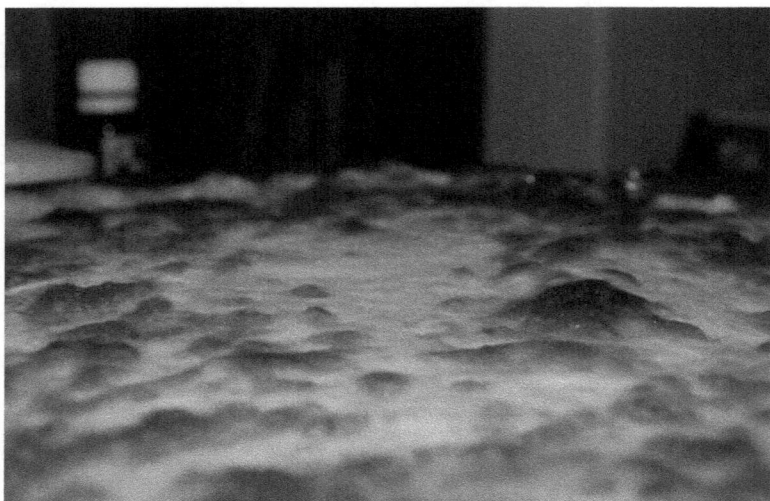

Tempo di preparazione: 10 minuti

Tempo di cottura: 25 minuti

Tempo totale: 35 minuti

Resa: 4 porzioni

Ingredienti: 1 uovo; 2 cucchiaini di condimento italiano mediterraneo; 2 cucchiaini di aglio in polvere; 1 tazza di mozzarella grattugiata (per la crosta); 1 tazza di mozzarella (per il condimento); 1 tazza di formaggio asiago; 1 tazza di parmigiano; 1 vasetto di salsa marinara.

Indicazioni

- Preriscalda il forno a 218°C (425°F).

- In una ciotola a parte, amalgama una tazza di mozzarella, aglio in polvere, uovo e basilico in una ciotola. Ungete una piastra per torte con spray da cucina antiaderente, quindi versate e distribuite questa miscela sul fondo della piastra, va bene se alcune delle miscele si mettono sul lato.

- Mettere in forno e cuocere per 10 minuti.

- Rimuovere la pizza dal forno, quindi spalmare la salsa successiva.

- Aggiungi più aglio, condimenti italiani e basilico.

- Guarnire con i restanti condimenti, quindi rimettere tutto nel forno e cuocere per altri 10 minuti. Lasciar riposare qualche minuto dopo averlo rimosso dal forno e divertiti!

- Questa crosta rende gli avanzi eccellenti, quindi avvolgi e riponi tutto ciò che hai in frigo e riscaldalo nel microonde quando la vuoi.

Informazioni nutrizionali per porzione:
Calorie 1069; Proteine 55g; Carboidrati 8g; Fibre 3g; Grassi 55g

Pizza Carnivora

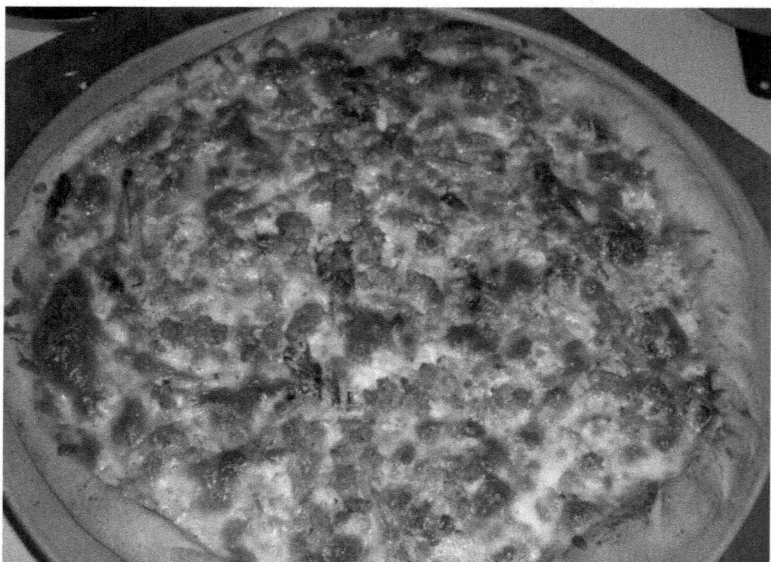

Tempo di preparazione: 10 minuti

Tempo di cottura: 25 minuti

Tempo totale: 35 minuti

Resa: 4 porzioni

Ingredienti: 1 uovo; 2 cucchiaini di condimento italiano; 2 cucchiaini di aglio in polvere; 1 tazza di mozzarella grattugiata (per la crosta); 1 tazza di mozzarella (per il condimento); 1 confezione di salame a fette; 1 confezione di pancetta canadese; 1 confezione di pancetta a cubetti; 1 vasetto di salsa marinara.

Indicazioni

- Preriscalda il forno a 218°C (425°F).

- In una ciotola a parte, unisci 1 tazza di mozzarella, aglio in polvere, uovo e basilico in una ciotola. Ungete una piastra per torte con spray da cucina antiaderente, quindi versate e distribuite questa miscela sul fondo della piastra, va bene se alcune delle miscele si mettono sul lato.

- Mettere in forno e cuocere per 10 minuti.

- Rimuovere la pizza dal forno, quindi spalmare

la salsa successiva.

- Aggiungi più aglio, condimenti italiani e basilico.

- Guarnire con i restanti condimenti, quindi rimettere tutto nel forno e cuocere per altri 10 minuti. Lasciar riposare qualche minuto dopo averlo rimosso dal forno e divertiti!

- Questa crosta rende gli avanzi eccellenti, quindi avvolgi e riponi tutto ciò che hai in frigo e riscaldalo nel microonde quando hai voglia di più pizza.

Informazioni nutrizionali per porzione:
Calorie 1100; Proteine 55g; Carboidrati 8g; Fibre 3g; Grassi 55g

Keto Suprema

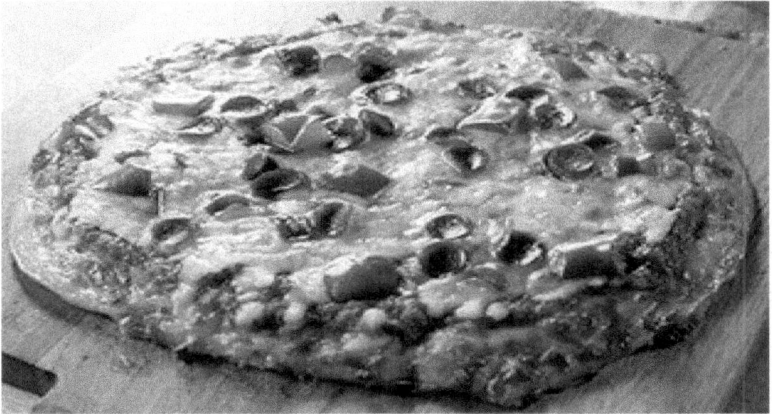

Tempo di preparazione: 10 minuti

Tempo di cottura: 25 minuti

Tempo totale: 35 minuti

Resa: 4 porzioni

Ingredienti: 1 uovo; 1 vasetto di salsa marinara; 2 cucchiaini di condimento italiano; 2 cucchiaini di aglio in polvere; 1 tazza di mozzarella grattugiata (per la crosta); 1 tazza di mozzarella (per il condimento); 1 confezione di salami a fette; 1 lattina di olive piccole; ½ peperone verde, tritato finemente

Indicazioni

- Preriscalda il forno a 218°C (425°F).

- In una ciotola separata, unire 1 tazza di mozzarella, l'aglio in polvere, l'uovo e il basilico in una ciotola. Ungete una piastra per torte con spray da cucina antiaderente, quindi versate e distribuite questa miscela sul fondo della piastra, va bene se alcune delle miscele si mettono sul lato.

- Mettere in forno e cuocere per 10 minuti.

- Rimuovere la pizza dal forno, quindi spalmare la salsa successiva.

- Aggiungi più aglio, condimenti italiani e basilico.

- Guarnire con i restanti condimenti, quindi rimettere tutto nel forno e cuocere per altri 10 minuti. Lasciar riposare qualche minuto dopo averlo rimosso dal forno e divertiti!

- Questa crosta rende gli avanzi eccellenti, quindi avvolgi e riponi tutto ciò che hai in frigo e riscaldalo nel microonde quando hai voglia di più pizza.

La Hawaiana (Estilo Keto)

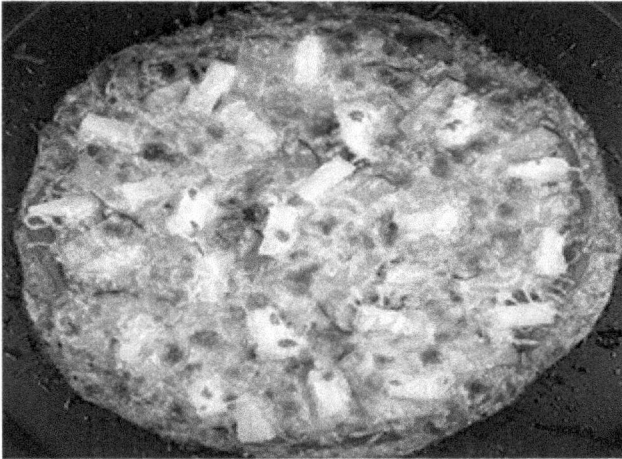

Tempo di preparazione: 10 minuti

Tempo di cottura: 25 minuti

Tempo totale: 35 minuti

Resa: 4 porzioni

Ingredienti: 1 uovo; 2 cucchiaini di condimento italiano; 2 cucchiaini di aglio in polvere; 1 tazza di mozzarella grattugiata (per la crosta); 1 tazza di mozzarella (per il condimento); 1 tazza di formaggio asiago; 1 tazza di anelli di ananas; 1 vasetto di salsa marinara; 1 confezione di pancetta canadese.

Indicazioni

- Preriscalda il forno a 218°C (425°F).

- In una ciotola separata, unire 1 tazza di mozzarella, l'aglio in polvere, l'uovo e il basilico in una ciotola. Ungete una piastra per torte con spray da cucina antiaderente, quindi versate e distribuite questa miscela sul fondo della piastra, va bene se alcune delle miscele si mettono sul lato.

- Mettere in forno e cuocere per 10 minuti.

- Rimuovere la pizza dal forno, quindi spalmare la salsa successiva.

- Aggiungi più aglio, condimenti italiani e basilico.

- Top con i restanti condimenti, quindi rimettere tutto nel forno e cuocere per altri 10 minuti. Lasciar riposare qualche minuto dopo averlo rimosso dal forno e divertiti!

- Questa crosta produce degli avanzi eccellenti, quindi avvolgi e riponi tutto ciò che hai in frigo e riscaldalo nel microonde quando hai voglia di più pizza

Informazioni nutrizionali per porzione:
Calorie 1316; Proteine 67g; Carboidrati 10g; Fibre 1g; Grassi 110g

10.
PANE DI MAIS CHETOGENICO

Pane di Mais K

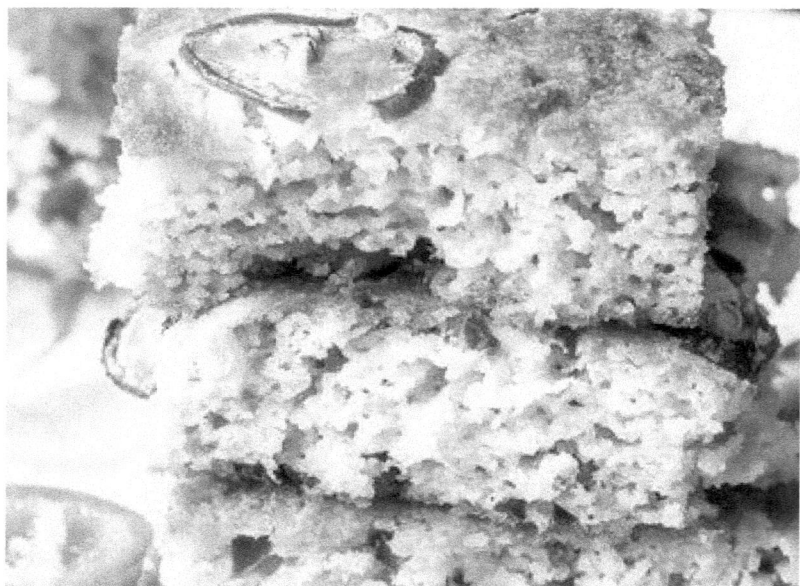

Tempo di preparazione: 5 minuti

Tempo di cottura: 30 minuti

Tempo totale: 35 minuti

Resa: 16 porzioni

Ingredienti: ¼ tazza di burro, fuso; ½ tazza di panna; 3 uova grandi; ½ cucchiaino di bicarbonato di sodio; 1 cucchiaino di sale; ¼ tazza di farina di cocco; ½ *tazza di farina di mandorle*

Ripieni opzionali: *½ tazza di formaggio cheddar grattugiato; 4 fette di pancetta, cotte e sbriciolate; 2 jalapeños, tagliati a fettine sottili*

Indicazioni

- Preriscalda il forno a 163°C (325°F).

- Mescola tutti gli ingredienti a parte i jalapeños in una ciotola di medie dimensioni (ometti semplicemente i ripieni se non vuoi usarli).

- Versare l'impasto in una padella di ghisa da 10,5 pollici ben ingrassata, quindi aggiungere i jalapeños. Cuocere per circa 25-30 minuti, quindi lasciare raffreddare il pane per 5 minuti prima di tagliare.

- Puoi conservare il pane per un massimo di 3 giorni a temperatura ambiente.

Informazioni nutrizionali per porzione:
Calorie 120; Proteine 4.1g; Carboidrati 1.5g; Grassi 10.8g

Pane di Mais Semplice

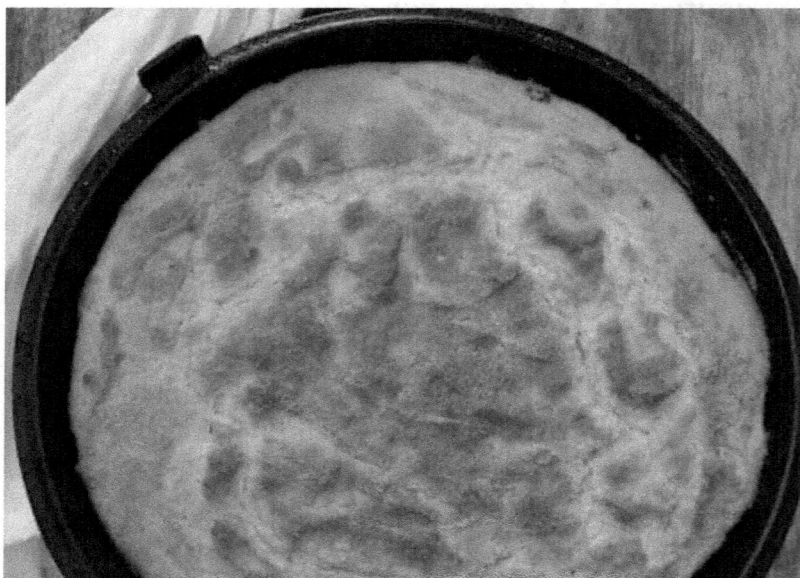

Tempo di preparazione: 10 minuti

Tempo di cottura: 35 minuti

Tempo totale: 45 minuti

Resa: 10 porzioni

Ingredienti: 1 cucchiaino di sale marino; 3 cucchiai di dolcificante Swerve; ½ tazza di burro fuso più 1 *cucchiaio per ungere la padella; 1 tazza di panna acida; 4 cucchiai di panna da montare pesante; 4 uova sbattute; 2 cucchiaini di lievito in polvere; 2 tazze di farina di mandorle.*

Indicazioni

- Preriscalda il forno a 190°C (375°F).

- Unire il lievito, il sale e la farina di mandorle in una ciotola media, quindi mettere da parte.

- Unire le uova, la panna acida e la panna in una ciotola media fino a quando non saranno completamente combinate.

- Versare l'ingrediente umido negli ingredienti asciutti e mescolare delicatamente fino a quando non saranno completamente incorporati, quindi aggiungere il burro fuso e mescolare fino a miscelazione.

- In una ghisa preriscaldata, aggiungi un cucchiaino di burro, quindi aggiungi la pastella. Cuocere per 30-35 minuti e servire caldo o caldo a temperatura ambiente.

Pane di Mais Gustoso

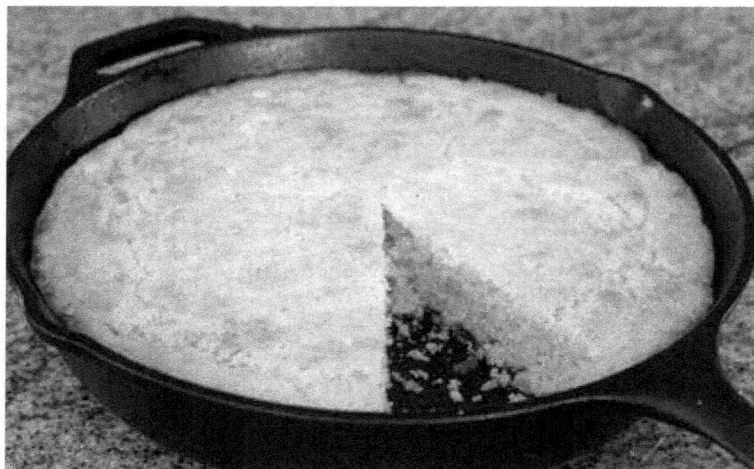

Tempo di preparazione: 10 minuti

Tempo di cottura: 13 minuti

Tempo totale: 23 minuti

Resa: 8 porzioni

Ingredienti: 3 uova; ⅓ cucchiaino di sale; 1 cucchiaino di lievito in polvere; 4 cucchiai di burro, fuso; ¾ tazza di formaggio cheddar, grattugiato; 1 ¼ tazze di farina di mandorle.

Indicazioni

- Preriscalda il forno a 204°C (400°F).

- Se si cucina con una padella in ghisa, posizionarla nel forno mentre si riscalda e rimuoverla quando il forno raggiunge i 204°C

- In una ciotola capiente, unisci tutti gli ingredienti secchi

- Aggiungi gli ingredienti bagnati e frusta fino a quando combinato. Non preoccuparti se la pastella è grumosa

- Versare l'impasto sulle scatole di muffin preparate o sulla padella di ferro caldo

- Cuocere fino a doratura per 15-20 minuti

- Conservare fino a una settimana in un contenitore ermetico

Informazioni nutrizionali per porzione:
Calorie 150; Proteine 5.8g; Carboidrati 2.4g; Grassi 13.4g

Pane di Mais a Basso Contenuto di Carboidrati

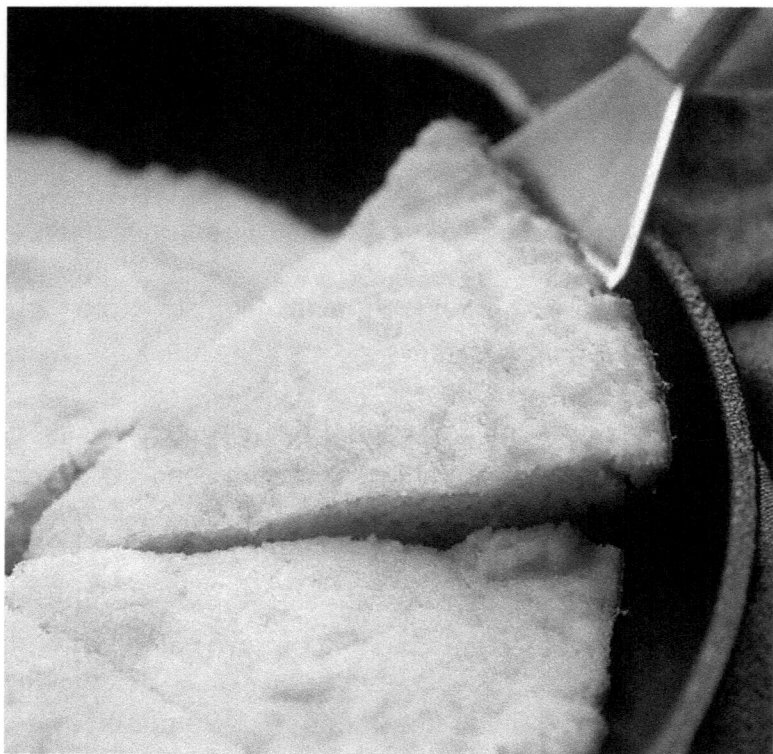

Tempo di preparazione: 10 minuti

Tempo di cottura: 20 minuti

Tempo totale: 30 minuti

Resa: 8 fette di pane

Ingredienti: ¼ *cucchiaino di bicarbonato di sodio; 12 cucchiaini di sale; 2 cucchiai di dolcificante al monkfruit; ½ tazza di farina di cocco; 3 uova grandi; ⅓ tazza di panna; 6 cucchiai di burro, sciolto*

Indicazioni

- Preriscalda il forno a 177°C (350°F).

- Spruzzare una teglia da 8 per 8 o una padella in ghisa da 10 pollici con spray da cucina antiaderente

- In una terrina sbatti insieme le uova, la panna e il burro fuso fino a quando non saranno completamente uniti

- Aggiungi il bicarbonato di sodio, il sale, il dolcificante e la farina di cocco e mescola per unire

- Versare il composto sul piatto preparato in precedenza e cuocere fino a quando uno stecchino non risulta pulito e i bordi sono

dorati (circa 15-20 minuti)

Informazioni nutrizionali per porzione:
Calorie 150; Proteine 5.8g; Carboidrati 2.4g; Grassi 13.4g

Pane di Mais Dolce

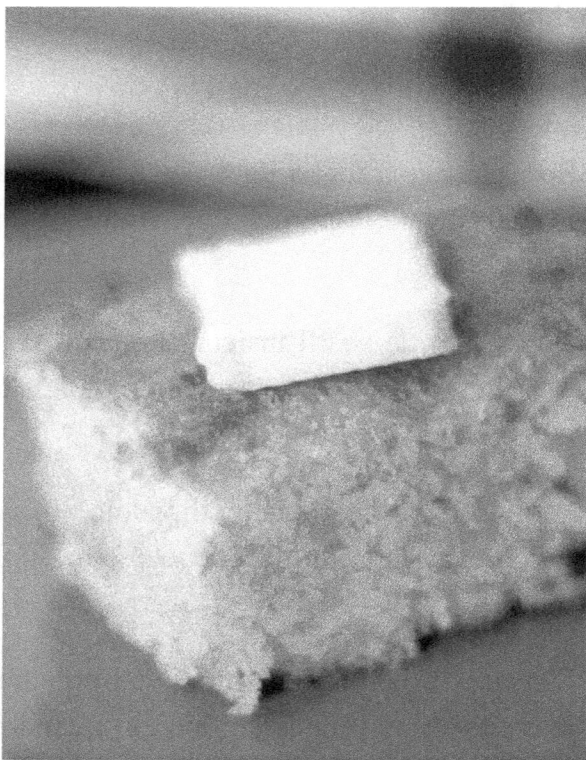

Tempo di preparazione: 10 minuti

Tempo di cottura: 45 minuti

Tempo totale: 55 minuti

Resa: 12 porzioni

Ingredienti: 3 uova; 1 cucchiaino di gomma di xantano; 4 cucchiai di lievito per dolci; 2 cucchiai di dolcificante Eritritolo; ⅓ tazza di farina di cocco; ¾ tazza di farina di mandorle super fine; 2 cucchiai di burro; 4 once di crema di formaggio; 2 tazze di mozzarella parzialmente scremata, grattugiata; 15-20 gocce di olio aromatizzato al pane di mais.

Indicazioni

- Preriscalda il forno a 177°C (350°F).

- Preparare una teglia da 8 × 8 pollici ungendo con burro.

- Unire il burro, la crema di formaggio e la mozzarella in una grande ciotola per microonde. Microonde con incrementi di 30 secondi mescolando tra di loro fino a quando la miscela è liscia e sciolta; questo richiede circa 2-3 minuti

- Togliere dal microonde quindi aggiungere la gomma di xantano, il lievito, il dolcificante, la farina di cocco e la farina di mandorle. Mescolare per combinare e tornare al microonde una volta che i formaggi iniziano a indurirsi

- Aggiungi l'aroma di pane di mais e le uova e mescola per unire. Trasferire sulla teglia precedentemente preparata una volta che tutti gli ingredienti sono ben miscelati e coprire con un foglio di alluminio.

- Cuocere per 30 minuti, quindi scoprire e cuocere per altri 10-15 minuti o fino a quando il pane non torna indietro quando viene spinto leggermente e la parte superiore è marrone dorato.

- Lasciare raffreddare leggermente il pane prima di affettarlo e servire.

Informazioni nutrizionali per porzione:
Calorie 180; Proteine 8g; Carboidrati 5g; Grassi 13g

Pane di Mais con Farina di Mandorle

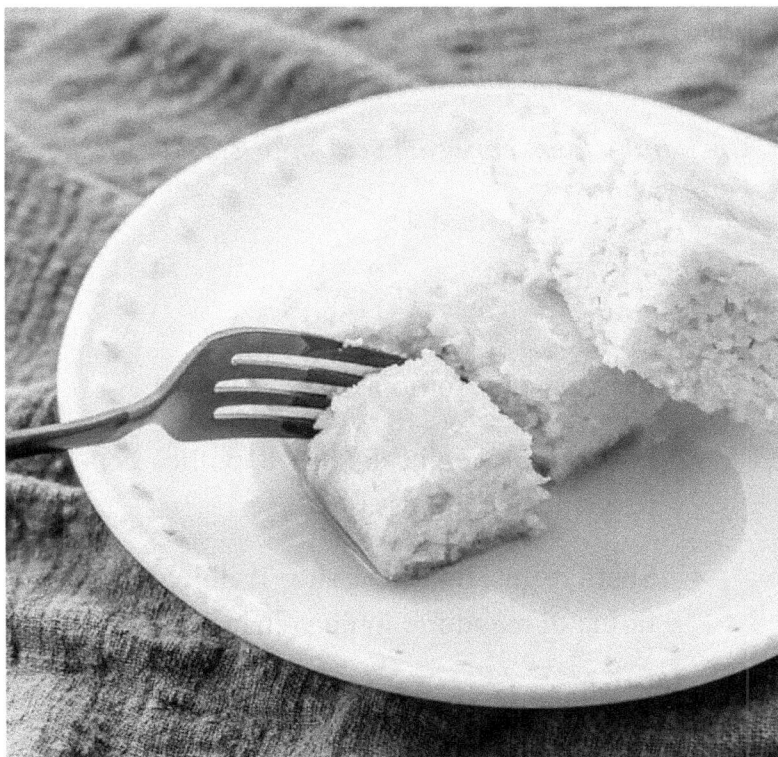

Tempo di preparazione: 15 minuti

Tempo di cottura: 25 minuti

Tempo totale: 40 minuti

Resa: 9 fette

Ingredienti: *1 cucchiaino di estratto di vaniglia; 1 cucchiaino di lievito in polvere; 5 cucchiai di burro salato, fuso - più un altro po' per ungere la padella; 4 uova grandi; ⅓ tazza di dolcificante Swerve; 1 ½ tazze di farina di mandorle pelate*

Opzionale per servire: *Sciroppo senza zucchero; Fette di burro*

Indicazioni

- Preriscalda il forno a 177°C (350°F).

- Fodera una teglia da 8 x 8 pollici con carta pergamena e ingrassa i lati.

- Sbattere insieme il lievito, il dolcificante e la farina di mandorle in una terrina.

- Aggiungi la vaniglia, il burro fuso e le uova in una ciotola separata e usa un robot da cucina o un miscelatore elettrico per sbattere gli ingredienti a bassa velocità per circa 30 secondi fino a quando non saranno ben amalgamati.

- Versare il composto di farina nel composto di uova e sbattere per circa 30 secondi a bassa velocità fino a che liscio e incorporato. La pastella risultante dovrebbe essere spessa.

- Versare la pastella sulla teglia precedentemente preparata, quindi utilizzare una spatola per levigare la superficie e distribuire la pastella agli angoli e ai bordi.

- Cuocere per circa 25 minuti fino a quando uno stecchino esce pulito quando inserito.

- Lasciare raffreddare il pane di mais per 5 minuti nella teglia, quindi rilasciarlo facendo scorrere un coltello attorno ai bordi.

- Tagliare in 9 quadrati quindi servire caldo con fette di burro o sciroppo d'acero senza zucchero

Informazioni nutrizionali per porzione:
Calorie 200; Proteine 7g; Carboidrati 3.5g; Grassi 18g

11.
BISCOTTI
CHETOGENICI

Biscotti Sandwich

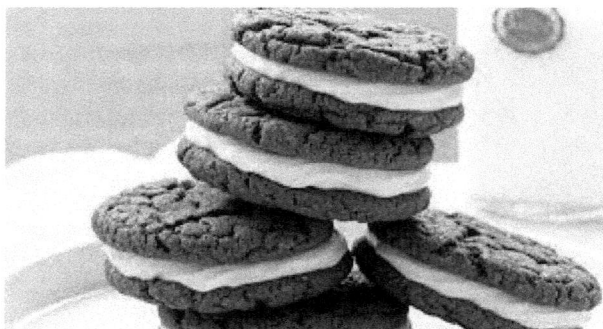

Tempo di preparazione: 25 minuti

Tempo di cottura: 12 minuti

Tempo totale: 25 minuti

Resa: 12 porzioni

Ingredienti: 2 ½ cucchiaio di scorza di limone, grattugiata; ½ tazza di succo di limone fresco; 3 tazze di farina per tutti gli usi; setacciata, ½ cucchiaino di bicarbonato di sodio; 1 cucchiaino di sale; 1 ½ tazze di zucchero; 1 ½ tazze di burro, ammorbidito; 2 uova grandi; 2 tuorli d'uovo grandi; 1 cucchiaino di estratto di vaniglia; 2 tazze di zucchero a velo

Indicazioni

- In una piccola padella, aggiungi 1 cucchiaio di scorza di limone e succo a fuoco medio e porta ad ebollizione. Cuocere per circa 4-5 minuti o fino a quando la miscela si riduce a 2 cucchiai. Metti il composto in una ciotola e lascialo raffreddare completamente

- In una ciotola capiente mettere la farina, il bicarbonato di sodio e il sale e mescolare bene. In un'altra ciotola, aggiungere lo zucchero e 1 tazza di burro e sbattere fino a quando ben miscelato. Aggiungi le uova, 1 alla volta e batti bene dopo l'aggiunta. Allo stesso modo sbattere i tuorli d'uovo. Aggiungi la miscela di limone e mescola per unire. Metti il composto di uova nella ciotola del composto di farina e mescola fino a quando non si forma un impasto

- Con un involucro di plastica, avvolgere l'impasto e conservare in frigorifero per circa 6-8 ore

- Preriscalda il forno a 190°C (375°F). Rivestire 2 grandi teglie per biscotti con carta pergamena

- Rimuovere l'impasto dal frigorifero. Trasferire l'impasto su una superficie infarinata. Con un mattarello leggermente infarinato, arrotolare l'impasto in uno spessore di 3/8 pollici. Con una taglierina per biscotti da 2 pollici, taglia i biscotti

- Disporre i biscotti sui fogli di biscotti preparati in un unico strato

- Cuocere per circa 12 minuti

- Togliere dal forno e posizionare i fogli di biscotti su griglie per raffreddarli per circa 5 minuti. Capovolgere con cura i biscotti e posizionarli su griglie per raffreddarli completamente prima di riempirli.

- Nel frattempo, per il ripieno: in una ciotola, aggiungi la scorza di limone rimanente e un pizzico di sale e con la parte posteriore di un cucchiaio, schiaccia fino a formare una pasta. Aggiungi lo zucchero a velo e il burro rimanente e batti fino a quando non è ben miscelato e soffice.

- Disporre metà dei biscotti su una superficie liscia, con il lato piatto rivolto verso l'alto. Distribuire 2 cucchiaini di riempimento

uniformemente su ciascun biscotto. Posiziona
i biscotti rimanenti in alto, lato piatto in basso

. Servire

Informazioni nutrizionali per porzione:
Calorie 542; Proteine 5.9g; Carboidrati 75.4g; Zuccheri
45.1; Fibre 1.2g; Grassi 25.1g (Grassi saturi 15.2g)

Biscotti al Formaggio

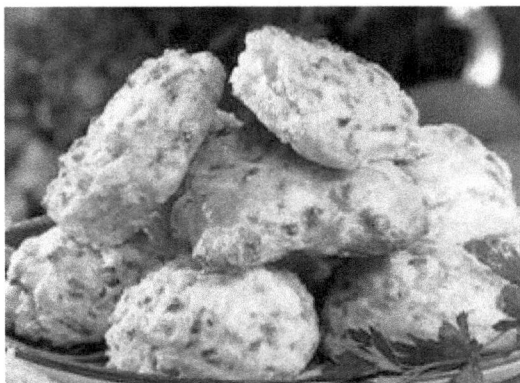

Tempo di preparazione: 20 minuti

Tempo di cottura: 17 minuti

Tempo totale: 25 minuti

Resa: 12 porzioni

Ingredienti: 2 tazze di farina per tutti gli usi; 1 cucchiaino di lievito in polvere; Sale e pepe nero, come richiesto; ⅓ tazza di burro freddo, tritato; 3 spicchi d'aglio, tritati; 4 fette di pancetta cotte, a pezzettini; 1¼ tazze di formaggio blu, sbriciolato; 1 tazza di latticello; ¼ di tazza di burro non salato, fuso.

Indicazioni

- Preriscalda il forno a 232°C (450°F). Fodera una teglia grande per biscotti con carta pergamena da forno

- In una ciotola capiente mettere la farina, il lievito, il sale e il pepe nero. Aggiungi il burro tritato e mescola fino a quando si forma una mollica grossolana. Aggiungere 2 spicchi d'aglio, pancetta e formaggio e mescolare fino a quando non è ben miscelato. A poco a poco, aggiungere il latte e con le mani, mescolare fino a quando non è ben amalgamato

- Con un cucchiaio, posizionare il composto sulla teglia preparata prima. Con le dita, appiattire leggermente i biscotti

- Cuocere per circa 12-15 minuti. Rimuovere la teglia dal forno

- Nel frattempo, in una ciotola, mescola il burro fuso e lo spicchio d'aglio rimasto

- Rimuovere la teglia dal forno e ricoprire la parte superiore di ogni biscotto con la salsa di aglio

- Ora trasforma il forno in una griglia. Cuocere i biscotti alla griglia per circa 2 minuti o fino a quando la parte superiore diventa marrone dorato

- Servire caldo

Informazioni nutrizionali per porzione:
Calorie 272; Proteine 9.6.1g; Carboidrati 17.8g; Zuccheri 1.1; Fibre 0.6g; Grassi 18.1g (Grassi saturi 10.2g)

12.
MUFFIN
CHETOGENICI

Muffin al Cioccolato K

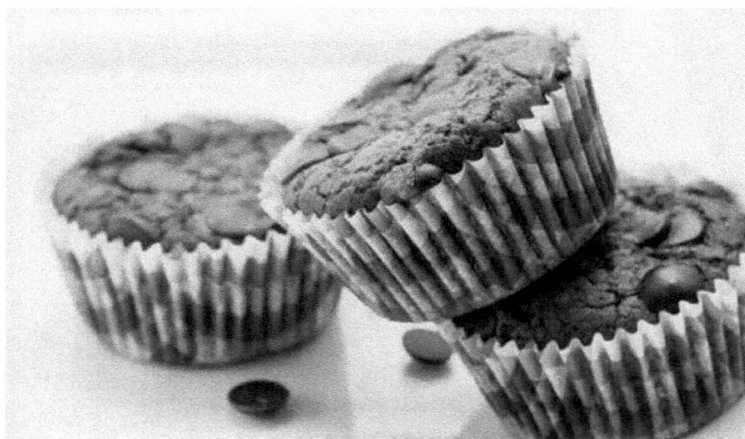

Tempo di preparazione: 10 minuti

Tempo di cottura: 20 minuti

Tempo totale: 30 minuti

Resa: 12 muffin

Ingredienti: ½ tazza di gocce di cioccolato senza zucchero; 3 once di burro non salato, sciolto; 2/3 tazza di panna; 3 uova; 1 cucchiaino di estratto di vaniglia; 1 ½ cucchiaino di lievito in polvere; ½ tazza di eritritolo; ½ tazza di cacao amaro in polvere; 1 tazza di farina di mandorle

Indicazioni

- Preriscalda il forno a 177°C (350°F)

- Unire il lievito, l'eritritolo, il cacao in polvere e la farina di mandorle in una ciotola

- Aggiungi la panna, le uova, la vaniglia e mescola bene. Aggiungere il burro fuso e mescolare per unire. Aggiungi le gocce di cioccolato e continua a mescolare

- Preparare un vassoio per muffin standard da 12 porzioni rivestendola con carte per cupcake, quindi versare il composto nel vassoio

- Cuocere per circa 20 minuti.

- Puoi mangiare subito i muffin o lasciarli raffreddare nella teglia

Informazioni nutrizionali per porzione:
Calorie 301; Proteine 7g; Carboidrati 9g; Grassi 26g

Muffin di Avena

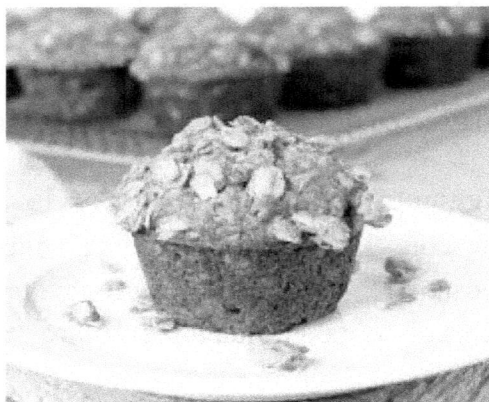

Tempo di preparazione: 20 minuti

Tempo di cottura: 18 minuti

Tempo totale: 38 minuti

Resa: 10 muffin

Ingredienti: ½ tazza più 1 cucchiaio di zucchero di canna; 1 tazza di avena a cottura rapida; 1¼ tazze di farina per tutti gli usi; 1 cucchiaino di lievito in polvere; ¾ più 1/8 di cucchiaino di cannella in polvere; 1 tazza di salsa di mele non zuccherata; ½ tazza di latte senza grassi; 3 cucchiai di olio di *canola; 1 albume d'uovo; 1 cucchiaio di burro, fuso.*

Indicazioni

- Preriscalda il forno a 204°C (400°F). Ungere 10 tazze di una teglia per muffin

- In una ciotola capiente, mescolare 1 tazza e mezza di avena, farina, 1/2 tazza di zucchero di canna, lievito, bicarbonato di sodio, cannella e sale. In un'altra ciotola, aggiungere la salsa di mele, il latte, l'olio e l'albume e sbattere fino a ottenere un composto omogeneo. Metti la miscela di latte nella ciotola della miscela di farina e mescola fino a quando non è appena miscelato

- Per il condimento: in una ciotola, aggiungere ¼ tazza di avena, 1 cucchiaio di zucchero di canna, 1/8 cucchiaino di cannella e burro e mescolare fino a quando si forma una miscela friabile

- Mettere la miscela di farina in tazze di muffin preparate per circa ¾ e cospargere con la miscela di briciole

- Cuocere per 16-18 minuti o fino a quando uno spiedino inserito al centro dei muffin esce pulito

- Togliere dal forno e posizionare la teglia su una gratella per raffreddare per circa 10 minuti. Capovolgere delicatamente i muffin e posizionarli sulla griglia per raffreddarli completamente prima di servire

Informazioni nutrizionali per porzione:
Calorie 207; Proteine 4.3g; Carboidrati 33.3g; Zuccheri 11.1; Fibre 2.3g; Grassi 6.5g (Grassi saturi 1.2g)

Muffin alle Noci e ai Semi di Lino

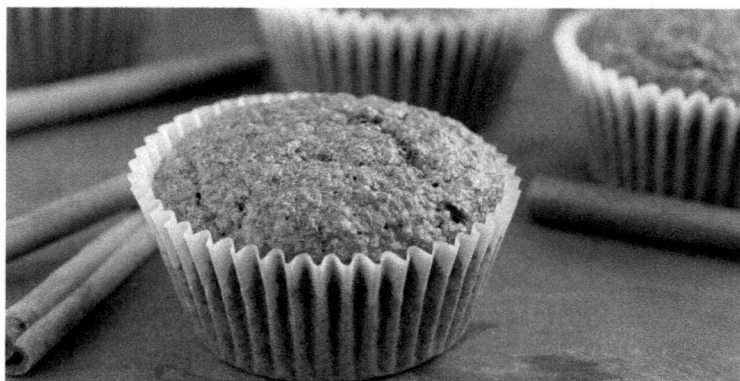

Tempo di preparazione: 10 minuti

Tempo di cottura: 20 minuti

Tempo totale: 30 minuti

Resa: 12 muffin

Ingredienti: ½ cucchiaino di bicarbonato di sodio; 1 cucchiaino di succo di limone; 2 cucchiaini di cannella; 2 cucchiaini di estratto di vaniglia; ¼ tazza di farina di cocco; ½ tazza di dolcificante granulato; Pizzico di sale marino; ½ tazza di olio di avocado o di qualsiasi altro olio; 4 uova al pascolo; 1 tazza di semi di lino dorato macinato o semplicemente acquista farina di lino già macinata

Opzionale: 1 tazza di noci tritate

Indicazioni

- Preriscalda il forno a 163°C (325°F)

- Se usi semi di lino dorati interi, mettili in un macinacaffè e macina, quindi misura 1 tazza.

- In una terrina, aggiungere gli ingredienti come

segue: semi di lino macinato / farina di semi di lino, uova, olio di avocado, dolcificante, farina di cocco, vaniglia, cannella, succo di limone, bicarbonato di sodio, sale marino e infine le noci tritate (se si utilizza) . Mescola tutto fino a quando non sarà ben combinato. Puoi usare un miscelatore elettrico ma, se lo fai, aggiungi le noci per ultime.

- Cuocere per 18-22 minuti

Informazioni nutrizionali per porzione:
Calorie 219; Proteine 6g; Carboidrati 6g; Grassi 20g

Muffin ai Mirtilli

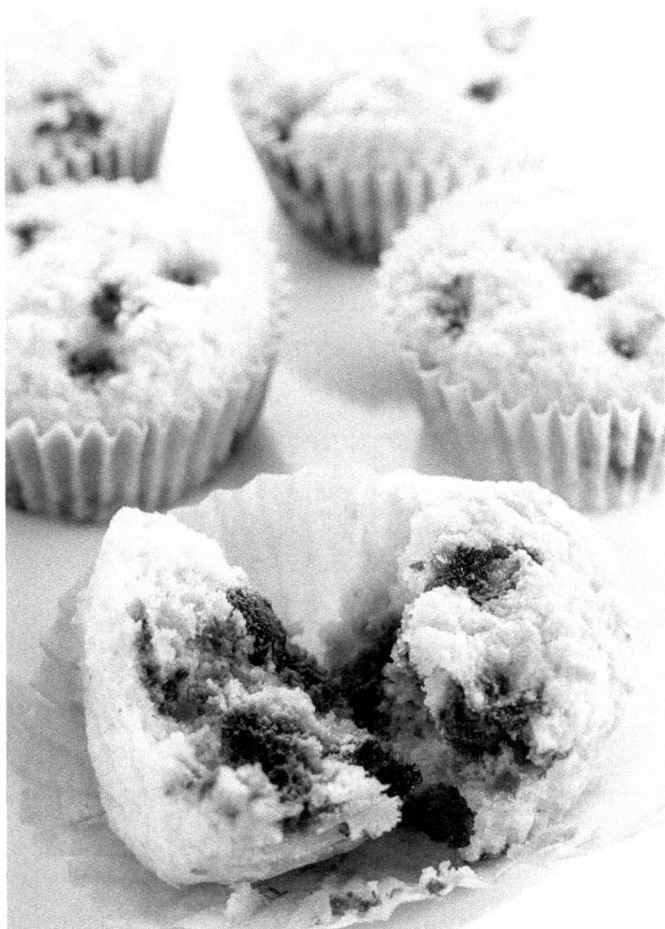

Tempo di preparazione: 10 minuti

Tempo di cottura: 25 minuti

Tempo totale: 35 minuti

Resa: 12 muffin

Ingredienti: ¾ *tazza di mirtilli;* ½ *cucchiaino di estratto di vaniglia; 3 uova grandi;* ⅓ *tazza di latte di mandorle non zuccherato;* ⅓ *tazza di olio di cocco o burro (misurato in forma solida, poi fuso);* ¼ *cucchiaino di sale marino (opzionale - consigliato); 1* ½ *cucchiaino di lievito senza glutine;* ½ *tazza di eritritolo (o qualsiasi altro dolcificante granulato); 2* ½ *tazze di farina di mandorle pelate.*

Indicazioni

- Preriscalda il forno a 177°C (350°F)

- Prepara la tua teglia per muffin rivestendola con 12 fogli di carta pergamena per muffin o stampi in silicone per muffin

- Mescolare il sale marino, il lievito, l'eritritolo e la farina di mandorle in una ciotola capiente. Mescola l'estratto di vaniglia, le uova, il latte di mandorle e l'olio di cocco fuso, quindi aggiungi i mirtilli

- Dividi la pastella equamente tra le tazze di muffin foderate e inforna per circa 20-25 minuti o fino a quando inserisci uno stecchino, e non esce pulito e la parte superiore è marrone

Informazioni nutrizionali per porzione:
Calorie 217; Proteine 7g; Carboidrati 6g; Grassi 19g

Muffin Ripieni di More

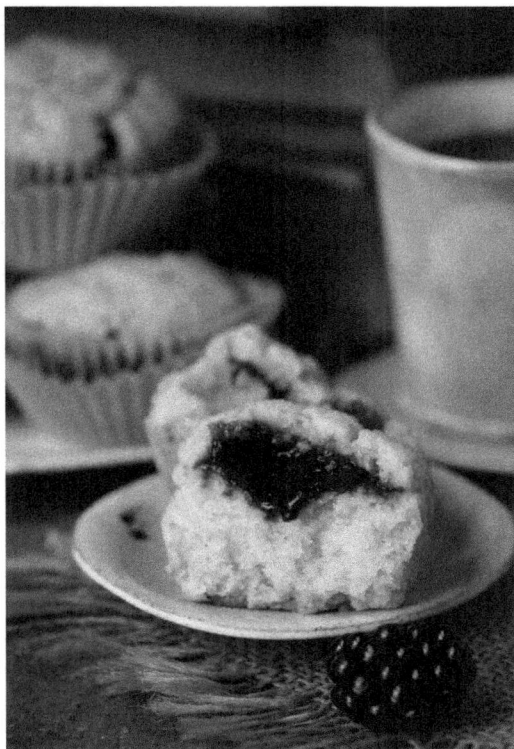

Tempo di preparazione: 20 minuti

Tempo di cottura: 25 minuti

Tempo totale: 45 minuti

Resa: 12 muffin

Ingredienti:

Per il ripieno di more: *1 tazza di more congelate o fresche; 1 cucchiaio di succo di limone; 2 cucchiai di acqua; ¼ cucchiaino di gomma di xantano; 3 cucchiai di eritrite di stevia granulata*

Per la base dei muffin: *½ cucchiaino di estratto di limone; 1 cucchiaino di estratto di vaniglia; ¼ di tazza di olio di cocco, burro chiarificato o burro fuso; ¼ tazza di latte di mandorle non zuccherato; 4 uova grandi; 1 cucchiaino di lievito in polvere senza cereali; ½ cucchiaino di sale; 1 cucchiaino di scorza di limone fresca; ¾ tazza di miscela di eritritolo / stevia granulata; 2 ½ tazze di farina di mandorle superfine.*

Indicazioni

Per il ripieno di more:

- Sbatti insieme la gomma di xantano e il

dolcificante granulato in una casseruola da 1 ½ litro. Aggiungi il succo di limone e innaffia un cucchiaio alla volta mescolando tra le aggiunte.

- Mescolare le more quindi scaldare a fuoco medio-basso. Portare a ebollizione mescolando spesso quindi abbassare il fuoco. Fai bollire per circa 10 minuti fino a quando le more si sciolgono e formano una marmellata densa come lo sciroppo, quindi rimuovi dal fuoco.

- Lascia raffreddare la miscela

Per la base dei muffin:

- Preriscalda il forno a 177°C (350°F)

- Rivestire una teglia per muffin con carta per muffin e mettere da parte.

- Sbattere insieme il lievito, il sale marino, la scorza di limone, il dolcificante granulato e la farina di mandorle in una ciotola media.

- Sbatti insieme l'estratto di limone,

l'estratto di vaniglia, il latte di mandorle e le uova in una ciotolina, quindi filtra il burro mentre sbatti.

- Versare lentamente gli ingredienti bagnati sugli ingredienti asciutti mentre si mescola, quindi cucchiaio la pastella sulle tazze di muffin precedentemente preparate per circa 1/3 di riempimento.

- Usa un cucchiaio o le dita pulite per formare una depressione nelle tazze della pastella, quindi in ogni depressione, versa un cucchiaio di marmellata di more raffreddata. Usa la pastella rimanente per coprire la marmellata di more in modo che ogni tazza sia piena per 2/3

- Cuocere fino a quando le cime tornano indietro quando vengono leggermente toccate per circa 25-30 minuti

- Conservare gli avanzi in un contenitore ermetico in frigorifero o frigorifero

Informazioni nutrizionali per porzione:
Calorie 199; Proteine 7g; Carboidrati 4g; Grassi 17g

Muffin Cioccolatosi

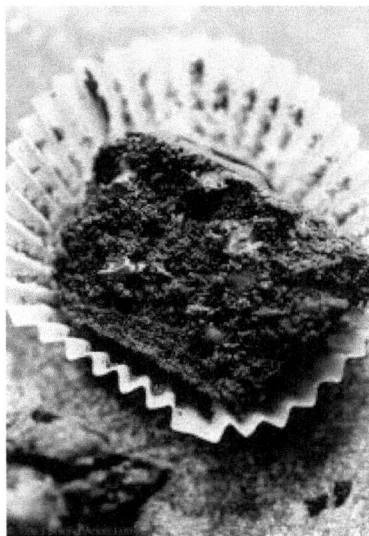

Tempo di preparazione: 15 minuti

Tempo di cottura: 20 minuti

Tempo totale: 35 minuti

Resa: 12 muffin

Ingredienti: 2 tazze di farina per tutti gli usi; 1 tazza di zucchero bianco; ½ tazza di cacao amaro in polvere; 1 cucchiaino di bicarbonato di sodio; 1 tazza *di yogurt bianco; ½ tazza di latte; ½ tazza di olio vegetale; 1 uovo; 1 cucchiaino di estratto di vaniglia; 1 tazza di gocce di cioccolato*

Indicazioni

- Preriscalda il forno a 204°C (400°F) e ingrassa 12 tazze di una teglia per muffin

- In una ciotola capiente mettere la farina, lo zucchero, il cacao in polvere e il bicarbonato di sodio e mescolare bene. In un'altra ciotola, aggiungere yogurt, latte, olio, uova e vaniglia e sbattere fino a che liscio. Aggiungi il composto di uova nella ciotola del composto di farina e mescola fino a quando non è appena miscelato. Delicatamente, piega in ¾ tazza di gocce di cioccolato

- Mettere il composto in tazze di muffin preparate per circa ¾ e cospargere con le gocce di cioccolato rimanenti

- Cuocere per 20 minuti o fino a quando uno spiedino inserito al centro dei muffin esce pulito

- Togliere dal forno e posizionare la teglia su una gratella per raffreddare per circa 10 minuti.

- Capovolgere delicatamente i muffin e posizionarli sulla griglia per raffreddarli completamente prima di servire

Informazioni nutrizionali per porzione:
Calorie 328; Proteine 5.9g; Carboidrati 44.8g; Zuccheri 26; Fibre 2.9g; Grassi 14.7g (Grassi saturi 5.5g)

Muffin alla Crema di Formaggio

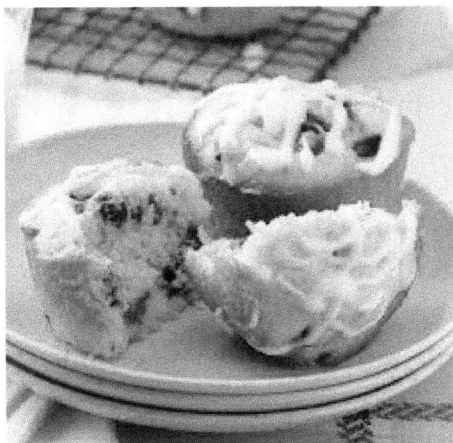

Tempo di preparazione: 15 minuti

Tempo di cottura: 15 minuti

Tempo totale: 30 minuti

Resa: 6 muffin

Ingredienti: 1 tazza di farina per tutti gli usi; ½ tazza di crema di formaggio, ammorbidita; ½ tazza di burro non salato, ammorbidito; 1 cucchiaino di lievito in polvere; ½ cucchiaino di sale; ½ cucchiaino di paprika affumicata; ¾ tazza di latte

Indicazioni

- Preriscalda il forno a 218°C (425°F) e allinea 6 tazze di una teglia per muffin con rivestimento in silicone

- Nella ciotola di un miscelatore elettrico, posizionare tutti gli ingredienti tranne il latte e battere a velocità medio-alta per circa 2 minuti. Lentamente, aggiungi il latte, sbattendo continuamente fino a quando ben miscelato

- Trasferire uniformemente il composto di

formaggio nelle tazze di muffin preparate

- Cuocere per circa 12-15 minuti o fino a quando la parte superiore diventa marrone dorato

- Togliere dal forno e posizionare la teglia su una gratella per raffreddare per circa 10 minuti. Capovolgere delicatamente i muffin e posizionarli sulla griglia per raffreddarli completamente prima di servire

Informazioni nutrizionali per porzione:
Calorie 296; Proteine 4.8g; Carboidrati 18.4g; Zuccheri 1.5; Fibre 0.7g; Grassi 22.9g (Grassi saturi 14.4g)

13.
RICETTE BONUS

Pretzel Prosciutto e Formaggio

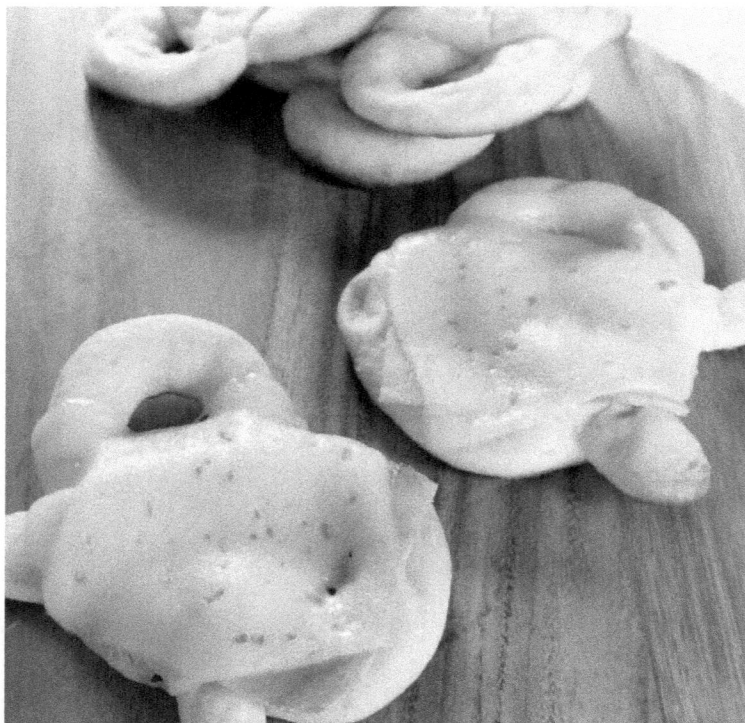

Tempo di preparazione: 15 minuti

Tempo di cottura: 20 minuti

Tempo totale: 35 minuti

Resa: 4 porzioni

Ingredienti: *6 once di formaggio svizzero; 6 once di prosciutto; 5 cucchiai di crema di formaggio; 3 tazze di mozzarella grattugiata; 3 uova grandi, divise; 1 cucchiaino di polvere di cipolla; 1 cucchiaino di aglio in polvere; 1 cucchiaio di lievito in polvere; 2 tazze di farina di mandorle pelate; Un pizzico di sale marino grosso per condimento.*

Indicazioni

- Preriscalda il forno a 218°C (425°F)

- Preparare una teglia cerchiata rivestendo con carta pergamena.

- Mescolare la cipolla in polvere, l'aglio in polvere, il lievito e la farina di mandorle in una ciotola media e mescolare fino a quando non saranno ben amalgamati.

- In una piccola ciotola, rompi una delle uova e sbatti con una forchetta: la userai come lavata delle uova per i salatini. Le uova rimanenti vanno nell'impasto.

- Unire la crema di formaggio e la mozzarella in una grande ciotola per microonde e microonde per 1 ½ minuti, quindi rimuovere e mescolare per unire.

- Rimettere nel microonde per un altro minuto e mescolare di nuovo fino a quando ben combinato.

- Aggiungi il composto di farina di mandorle e le uova rimanenti nella ciotola con il composto di formaggio e mescola fino a quando non sarà ben incorporato.

- Metti la pasta nel microonde per altri 30 secondi per ammorbidirla se diventa non lavorabile e troppo fibrosa, quindi continua a mescolare.

- Dividere la pasta in 6 pezzi uguali e arrotolare ogni pezzo in un pezzo lungo e sottile come un grissino, quindi piegare ciascuno in una forma pretzel.

- Usa il lavaggio delle uova per spazzolare la parte superiore di ogni pretzel, quindi aggiungi un pezzo di prosciutto e formaggio svizzero. Cospargere la parte superiore con sale marino grosso e infornare sulla griglia centrale fino a doratura per 12-14 minuti.

Informazioni nutrizionali per porzione:
Calorie 577; Proteine 36g; Carboidrati 14g; Grassi 44g

Bocconcini di Pretzels al Formaggio

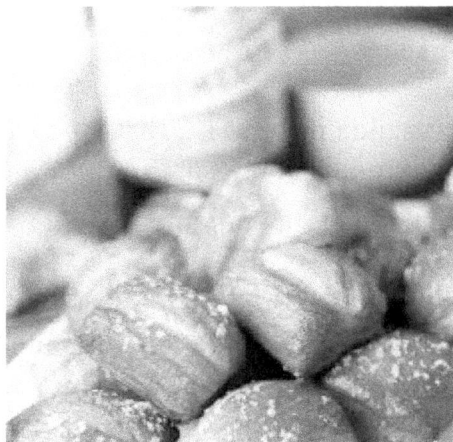

Tempo di preparazione: 15 minuti

Tempo di cottura: 14 minuti

Tempo totale: 29 minuti

Resa: 6 porzioni

Ingredienti: *2 tazze di farina di mandorle; pelate, 1 cucchiaio di lievito in polvere; 1 cucchiaino di aglio in polvere; 1 cucchiaino di cipolla in polvere; 3 tazze di mozzarella, grattugiate; 5 cucchiai di crema di formaggio, 3 uova grandi, sbattute; Sale marino grosso, per condimento.*

Indicazioni

- Preriscalda il forno a 218°C (425°F). Disporre una griglia al centro del forno. Fodera una teglia con carta pergamena.

- In una ciotola, mescolare insieme la farina di mandorle, il lievito, la polvere di cipolla e l'aglio in polvere.

- In una grande ciotola per microonde, aggiungi la mozzarella e la crema di formaggio e il microonde per circa 2½ minuti, mescolando una volta dopo 1½ minuti. Aggiungere la miscela di farina e 2 uova e mescolare fino a quando ben miscelato.

- Trasferire l'impasto su una superficie infarinata e tagliare in 6 porzioni di uguali dimensioni. Arrotolare ciascuna porzione in una corda e creare una forma a U di ciascuna. Incrociare ciascuna a forma di U l'una sull'altra e premere sulla parte inferiore della U per formare la forma di un pretzel.

- Disporre le salatini sulla teglia preparata. Spalmare ogni pretzel con l'uovo sbattuto rimasto e cospargere di sale grosso.

- Cuocere per circa 12-14 minuti o fino a quando la parte superiore diventa marrone dorato.

- Togliere dal forno e posizionare la teglia su una griglia per raffreddare leggermente prima di servire.

- Servire caldo.

Informazioni nutrizionali per porzione:
Calorie 324, Proteine 15.9 g, Carboidrati10.7g, Fibre 4.1 g, Zuccheri 1.8, Grassi 26.6g (Grassi saturi 5.4 g.)

Sweet Challah Bread

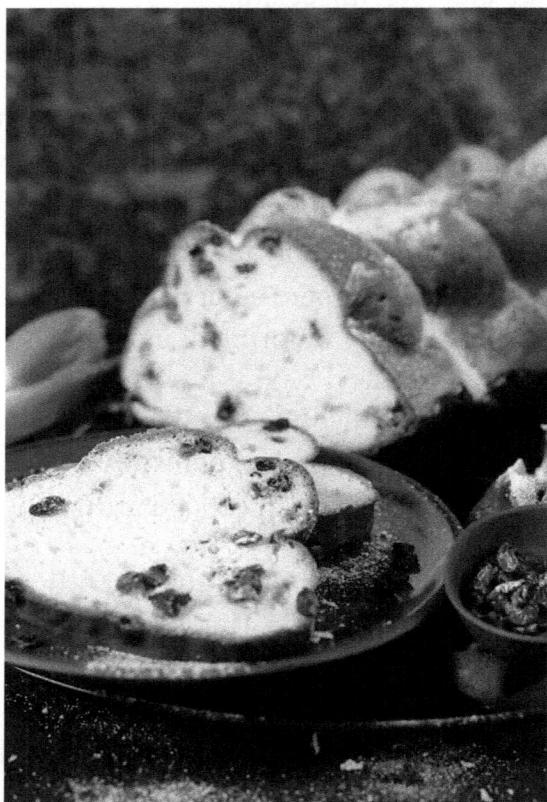

Tempo di preparazione: 10 minuti

Tempo di cottura: 45 minuti

Tempo totale: 55 minuti

Resa: 22 porzioni

Ingredienti: ¼ tazza di mirtilli rossi secchi; ½ scorza di limone, 1 cucchiaino di gomma di xantano; 2 cucchiaini e mezzo di lievito in polvere; ⅓ cucchiaino di bicarbonato di sodio; ½ cucchiaino di sale; ⅔ tazza di proteine della vaniglia; 1 tazza di proteine non aromatizzate; 50 g di olio; 60 g di crema pesante; 60 g di burro; 345g di crema di formaggio; 50 g di Sukrin plus; 4 uova

Indicazioni

- Preriscalda il forno a 160°C (320°F)

- Mescolare le uova fino a ottenere dei picchi morbidi, quindi aggiungere, quindi aggiungere il sostituto dello zucchero e mescolare ancora una volta.

- Aggiungere la crema di formaggio e gli ingredienti liquidi rimanenti e mescolare di nuovo.

- Aggiungi tutti gli ingredienti secchi una volta che la miscela è stata correttamente miscelata e mescola.

- Usa un mixer per combinare la scorza di

limone fresca e i mirtilli rossi, quindi mescolali delicatamente a mano nell'impasto.

- Posizionare l'impasto su una teglia da forno in silicone secondo la forma desiderata e cuocere per 45 minuti.

Informazioni nutrizionali per porzione:
Calorie 158, Proteine 9g, Carboidrati 2g; Grassi 13g

Scones alle Mandorle

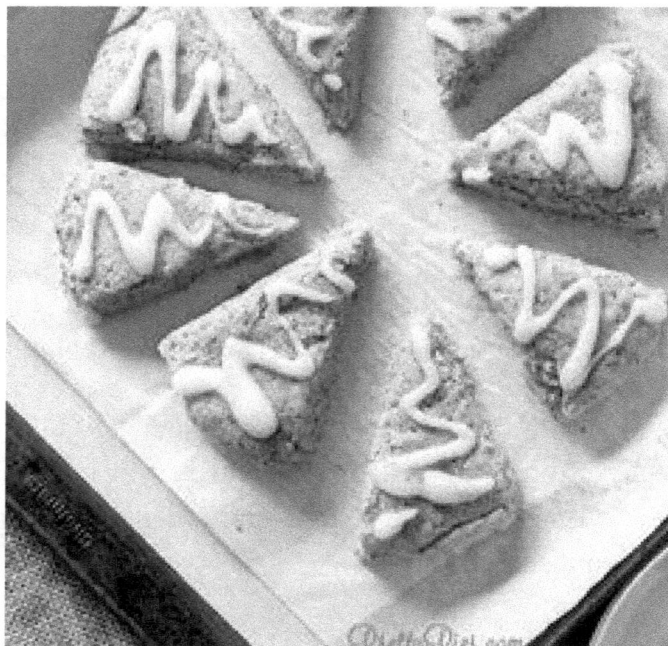

Tempo di preparazione: 15 minuti

Tempo di cottura: 25 minuti

Tempo totale: 40 minuti

Resa: 8 porzioni

Ingredienti: ¼ *tazza di mandorle tritate; 1 cucchiaino di estratto di arancia; ¼ tazza di burro fuso; ¼ tazza di panna montata pesante; 1 uovo grande; ¼ cucchiaino di sale marino; 1 cucchiaino di lievito in polvere; ¼ tazza di swerve; ¼ tazza di farina di cocco; 1 tazza di farina di mandorle*

Per la glassa: 3 cucchiai di Swerve in polvere; 1 cucchiaio di burro; 1 cucchiaio di crema di formaggio

Indicazioni

- Preriscalda il forno a 177°C (350°F)

- Preparare una teglia da forno rivestendola con carta pergamena, quindi mettere da parte.

- Sbatti insieme lo swerve, il lievito, la farina di cocco e la farina di mandorle in una ciotola capiente, quindi fai un pozzetto nel composto.

- Rompere le uova nel pozzo e sbattere, quindi versare l'estratto di arancia, il burro fuso e la panna da montare e mescolare fino a che non risulta liscio. Aggiungi le mandorle tritate e mescola bene.

- Metti l'impasto sulla teglia precedentemente preparata, quindi formare con una mano una pagnotta rotonda. Tagliare l'impasto in 8 spicchi assicurandoti che ci sia una certa distanza tra loro.

- Cuocere fino a doratura per 25 minuti, quindi accendere il forno e lasciare che gli scones rimangano nel forno per altri 10-15 minuti.

- Nel frattempo, fai la glassa scaldando al microonde lo swerve in polvere, la crema di formaggio e il burro per circa 30 secondi a 1 minuto. Usa una forchetta per mescolare bene fino a quando non hai una glassa liscia e il burro e il formaggio si dissolvono.

- Versa la glassa sugli scones e divertiti

Informazioni nutrizionali per porzione:
Calorie 217, Proteine 5g, Carboidrati 6g; Grassi 20g.

Keto Scones

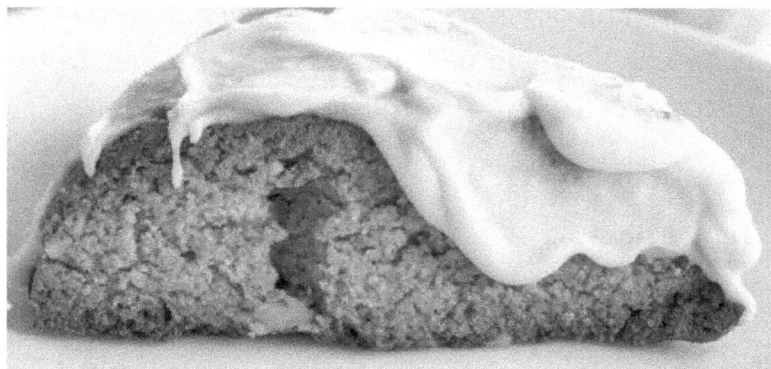

Tempo di preparazione: 10 minuti

Tempo di cottura: 40 minuti

Tempo totale: 50 minuti

Resa: 8 porzioni

Ingredienti: ⅔ tazza di noci pecan tritate grossolanamente, 2 cucchiaini di estratto di acero, 2 ½ cucchiai di burro freddo (tritato in piccoli pezzi), 1 uovo grande, ½ tazza di panna, 1 cucchiaio di lievito in polvere, ½ cucchiaino di sale, 2 cucchiai di *collagene, ¼ tazza di dolcificante, ½ tazza di farina di cocco, 1 ½ tazze di farina di mandorle*

Per la glassa di acero: *2 cucchiaini di acqua, 1 cucchiaio di crema pesante, 1 cucchiaino di estratto di acero, ½ tazza di eritritolo in polvere*

Indicazioni

- Preriscalda il forno a 177 ° C (350 ° F)

- Prepara la tua teglia foderandola con carta pergamena da forno

- Aggiungi gli ingredienti secchi al robot da cucina e premi fino a quando non saranno ben combinati. Aggiungi l'estratto, il burro, l'uovo e la panna, quindi premi fino a formare le briciole. Aggiungere le noci e lavorare fino a quando l'impasto forma una palla. Questa operazione richiede circa 1 o 2 minuti

- Posizionare l'impasto sulla teglia preparata e premere per formare un cerchio, quindi tagliarlo in 8 pezzi. Stenderli per lasciare almeno mezzo pollice tra di loro

- Cuocere fino a quando non diventa dorato e fermo per 40 minuti. Copri le focaccine con un foglio se iniziano a scurirsi; controllali dopo 15-20 minuti. Raffreddare completamente

- Prepara la glassa di acero combinando tutti gli ingredienti della glassa e poi spalmala sugli scones raffreddati. Buon divertimento!

Informazioni nutrizionali per porzione:
Calorie 302, Proteine 7g, Carboidrati 11g; Grassi 27g.

14.
SUGGERIMENTI E TRUCCHI

Acquista una bilancia alimentare

Tenere registri accurati è essenziale per sapere quanti carboidrati, grassi e proteine stai consumando. Le congetture possono essere costose come una bistecca da 6 once potrebbe benissimo essere un pezzo di carne da 8 once. Devi essere preciso per mantenere il tuo corpo nel modo corretto. Queste sono alcune opzioni che dovresti considerare quando acquisti una nuova bilancia alimentare:

- Piastra rimovibile: per motivi di salute, una piastra rimovibile ti permetterà di tenere i germi a "bada" per una facile pulizia.

- Spegnimento automatico: cerca una bilancia che non ha un pulsante di spegnimento automatico. Niente è più frustrante che aggiungere il totale dei tuoi pasti e poi si spegne!

- Avere un pulsante di conversione: molti siti Web e app per ricette utilizzano diverse unità di misura. È utile averne uno in grado di convertire le once in grammi per una facile misurazione dei tuoi alimenti.

- Funzione tara: una funzione tara consente di riportare la bilancia a zero quando si posizionano piatti, ciotole o altri oggetti sulla bilancia.

Acquista gadget utili

Nella società di oggi, esistono così tanti elettrodomestici utili da usare nella tua cucina, cucinare in modo più sano è diventato molto più facile, preciso e veloce. Queste righe ti illustreranno alcuni di questi strumenti:

- **Spiralizer per verdure:** puoi preparare gustose verdure in modo rapido e semplice senza troppi problemi

- **Misurini e cucchiai:** acquista un set di qualità di misurini e cucchiai per assicurarti di utilizzare misure esatte. Molte delle ricette non includono le dimensioni metriche standard e quelle americane. È meglio risparmiare tempo e avere le informazioni proprio lì sui tuoi strumenti

Suggerimenti per risparmiare tempo

Pensa a quante volte hai sperimentato "incantesimi" che non hai avuto voglia di passare ore sul fornello a preparare la cena. Ti ci ritrovi? Come per le volte durante le vacanze quando stai organizzando una cena con numerosi ospiti; non è vero? Non ti preoccupare perché hai il tu favoloso forno e tutte queste nuove ricette da sperimentare nella tua cucina. Questi sono alcuni modi per rendere il percorso un po 'più semplice:

Risparmia un sacco di forze e tempo: tutto ciò che serve sono alcune buone ricette e un po' del tuo tempo prezioso. Nella maggior parte dei casi, queste ricette sono orientate verso uno stile di vita veloce e saranno pronte in pochi semplici passaggi. Dopo un po' di tempo e pratica, avrai una lista dei tuoi preferiti.

Preparati il pasto: preparare il cibo con la tua pentola a cottura lenta può metterti in vantaggio. Puoi preparare la cucina la sera prima se hai pianificato una giornata intensa. Bastano pochi minuti di preparazione. Aggiungi tutti i fissaggi (se riescono a combinare durante la notte) nel piatto, quindi quando ti alzi la mattina successiva; tutto quello che devi fare è estrarlo dal frigorifero e farlo arrivare a temperatura ambiente. Accendilo mentre esci dalla porta e la cena sarà pronta quando torni a casa.

Riduci i pasti: consumare un pasto piacevole a casa è molto più personale per la tua famiglia perché l'hai preparato tu! Non solo, eliminerai la tentazione di ordinare cibi che potrebbero non essere così sani e saranno anche più costosi dei pasti a casa.

Guardare i liquidi extra: non è necessario utilizzare ingredienti aggiuntivi, oltre a quanto descritto in ciascuna delle ricette. Idealmente, non dovresti riempire la pentola di coccio per più di metà o due terzi piena. Troppo liquido provocherà perdite dall'alto e potrebbe causare un pasto di scarsa qualità.

Cucinalo lentamente e lascialo da solo: un fornello lento è noto per creare piatti deliziosi mentre fa risaltare tutti i sapori naturali. Quindi, continua con i tuoi impegni e non preoccuparti! Non è necessario preoccuparsi di controllarlo (a meno che la ricetta non lo richieda). Ogni volta che il coperchio viene rimosso, il calore prezioso fuoriesce, provocando una rottura dei tempi consigliati. Tieni a mente questo pensiero, anche se è allettante aprire il vaso e annusare gli aromi!

Consigli per cenare fuori

Quando fai una scelta per cenare fuori; sii intelligente e fai qualche ricerca online prima di uscire di casa. Molti dei ristoranti ora hanno una presenza online per rendere la dieta un'avventura meno scoraggiante. Cerca di pianificare i tuoi pasti in anticipo, quando possibile. Questi sono alcuni consigli che ti potrebbero aiutare:

- **Colazione:** a volte, non c'è niente di meglio delle uova se vuoi giocare in sicurezza. Potresti essere fuori per alcuni motivi ma dopo aver usato alcune delle ricette di questo libro; saprai come valutare le tue abitudini alimentari per il pasto più importante della giornata.

- **Pranzo:** pesce e pollo sono generalmente buone scelte. Molti dei ristoranti offrono ora menu dietetici. Prova qualcosa come l'insalata di pollo o un'insalata normale. Devi stare attento ai condimenti usati. Prova un po' aceto od olio di oliva extravergine.

- **Cena:** scegli sempre una verdura fresca verde con un taglio magro di carne come piatto principale. Prova un appetitoso antipasto di broccoli e bistecca. Yummy!

Attento alle scelte culinarie

I prodotti a base di grano contengono un'enorme quantità di carboidrati. Ciò eliminerà una pizza o una tortilla e un piatto di patatine fritte. Sarai anche deluso dal fatto che non puoi avere nemmeno una patata al forno. Richiedi un sostituto con un altro contorno. La maggior parte dei ristoranti sarà felice di soddisfare la tua richiesta, soprattutto se lui/lei sa che stai seguendo una dieta particolare.

15.
ERRORI COMUNI
SULLA KETO

Ecco alcune sfortunate scelte fatte da persone a dieta come ragioni che potrebbero causare il fallimento della dieta stessa. Il cambiamento nella dieta dovrebbe adattarsi al tuo stile di vita, quindi non è necessario che l'attività diventi un compito temuto; cioè se pianifichi la strada verso il successo prima dei pasti.

Impara dai tuoi errori, e questi sono alcuni che possono accadere lungo il percorso:

Errore n. 1: Dieta Solo: La dieta è una sfida, ma molte persone hanno scoperto che facendo la dieta con un altro amico, o i membri della famiglia può rendere l'attività meno stressante. Molte delle tentazioni possono essere rimosse se tutti si trovano sulla stessa pagina. Puoi anche unirti a un gruppo di supporto online o, meglio ancora, creare la tua squadra. L'elemento principale è essere intorno agli individui che comprendono la tua lotta. Elogio di perdere chili e centimetri pur rimanendo in salute è ciò che riguarda il piano di dieta Keto!

Errore n. 2: Cenare quando è l'ora: solo perché l'orologio dice che sono le 13:00 o le 8:00 ora di cena non significa che devi mangiare. Se lo hai fatto in passato, capisci la trappola. Un passaggio cruciale durante la dieta è che non dovresti mai mangiare se non hai fame. Ascolta il tuo corpo, non dall'orologio.

Errore n. 3: Diventare ossessionati dalle bilance: il pesarsi spesso può a volte causare battute d'arresto, perché non credi di progredire più velocemente che vuoi adesso. Devi capire che i numeri che stai visualizzando sulla bilancia provengono dal lavoro svolto in precedenza; non dall'oggi. Il tuo peso fluttuerà quotidianamente in base al peso dell'acqua, quindi non è così affidabile, aspetta una settimana o più prima di pesarti.

Errore n. 4: Ossessione per le macronutrienti: la

dieta keto elimina molto lo stress dal conteggio delle macronutrienti. È un semplice processo per tenere traccia dei numeri, ma cerca di non essere ossessionato

Errore n. 5: Mancanza di impegno: devi essere pronto a cambiare il tuo stile di vita e diventare determinato a mangiare per la tua salute. Devi impegnarti al 100% nel piano per raccogliere dei risultati soddisfacenti. Solo tu sai quanti grammi di cibo hai consumato in un giorno. Sii onesto quando registri i tuoi importi di assunzione.

Errore n. 6: Mancanza di nutrienti essenziali: secondo gli esperti, è necessario assumere sale quotidianamente nella dieta. È necessario consumare un minimo di due cucchiaini al giorno, così come la vitamina D e il magnesio durante il piano keto. Molti dei nutrienti vengono forniti attraverso i tuoi alimenti.

Errore n. 7: Mangiare i tipi di grasso sbagliati: è necessario evitare oli di semi e vegetali (molti conservati in contenitori di plastica). Acquista invece grassi saturi come burro, grassi animali o olio di cocco e grassi monoinsaturi come olio d'oliva e olio di pesce.

Errore n. 8: Consumare troppe proteine: le proteine forniscono un macro essenziale, fondamentale per costruire muscoli, organi e altri tessuti molli. I tuoi sforzi per raggiungere la chetosi saranno sabotati se consumi troppe proteine. Se mangi più del necessario, il surplus verrà trasformato in glucosio.

Errore n. 9: confronto con gli altri: il successo di questo programma dietetico dipende da ciò che ritieni sia giusto e corretto, non da ciò che gli altri pensano sia giusto. Ognuno guadagna e perde peso in modo diverso; non è una situazione adatta a tutti. Solo perché un amico ha perso 30 kili in 30 giorni e tu no; non ti rende un fallimento. Significa semplicemente che devi diventare più diligente e riprovare.

Conclusioni

Di seguito sono riportati alcuni dei migliori motivi per cui dovresti preparare il tuo pane. Una volta che li capirai, probabilmente non vorrai mai più acquistare un pane comprato in negozio.

Cuocere il tuo pane è molto più salutare

Perché ci sono così tanti modi in cui puoi fare il pane, puoi incorporarlo praticamente in qualsiasi celebrazione o riunione. È molto più gratificante sapere che hai creato qualcosa da solo, piuttosto che sapere che ti ci sono voluti solo pochi minuti per acquistare qualcosa che è stato prefabbricato.

Ci sono certamente momenti in cui siamo grati di poter semplicemente uscire e comprare cibo, ma è un peccato che il mondo moderno ci abbia allontanato così tanto da alcuni modi tradizionali che abbiamo usato per preparare il nostro cibo.

Fare il tuo pane è un ottimo modo per riconnetterti alla tua cultura e sentirti come se avessi realizzato qualcosa che puoi condividere con gli altri.

È un ottimo modo per aggiungere un tocco della tua arte nei festeggiamenti

Perché ci sono così tanti modi in cui puoi fare il pane, puoi incorporarlo praticamente in qualsiasi celebrazione o riunione. È molto più gratificante sapere che hai creato qualcosa da solo, piuttosto che sapere che ti ci sono voluti solo pochi minuti per acquistare qualcosa che è stato prefabbricato.

Ci sono certamente momenti in cui siamo grati di poter semplicemente uscire e comprare cibo, ma è un peccato che il mondo moderno ci abbia allontanato così tanto da alcuni modi tradizionali che abbiamo usato per preparare le nostre pietanze

Fare il tuo pane è un ottimo modo per riconnetterti alla tua cultura e sentirti come se avessi realizzato qualcosa che puoi condividere con gli altri.

Aiuta a ribellarsi contro le grandi società

Non ci sono molti momenti nella vita in cui sentiamo che possiamo davvero fare un cambiamento nel mondo, specialmente quando ci sono così tante grandi società che sembrano prendere il controllo di tutto. Ma sorprendentemente, preparando il tuo cibo, stai effettivamente difendendo te stesso e non acquistando qualcosa che è stato prodotto solo per soddisfare le masse, e non qualcosa che è stato creato per fornirti effettivamente alimentazione. Difendi te stesso e i tuoi cari facendo qualcosa che preparerai da solo, senza essere superato dalle grandi società.

Una dieta chetogenica si basa sull'idea che il consumo di cibi ricchi di grassi e poveri di carboidrati accelererà la velocità con cui il tuo corpo brucia i grassi. Quando consumi poco o niente carboidrati, il tuo corpo entrerà in uno stato chiamato "chetosi".

Lo scopo di mangiare pasti chetogenici a basso contenuto di carboidrati è di far entrare il corpo nello stato di chetosi. Quando ciò accade, il corpo produce chetoni che forniscono un approvvigionamento di carburante alternativo basato sul grasso anziché sui carboidrati.

Uno dei maggiori svantaggi di diventare completamente "chetogenici" è che devi rinunciare a prodotti da forno come pane, focacce, panini, muffin, ecc. Questo è troppo un sacrificio per molte persone ed è un frequente ostacolo sulla strada per la perdita di peso.

Questo libro di cucina mira a risolvere questo problema. Molte persone non se ne rendono conto, ma ci sono molti deliziosi prodotti da forno che possono essere realizzati utilizzando solo ingredienti a basso contenuto di carboidrati che sono pienamente conformi a una dieta chetogenica!

Esistono diverse alternative popolari alla farina di grano che sono appropriate per una dieta chetogenica. Forse i sostituti a basso contenuto di carboidrati più frequentemente utilizzati per la farina raffinata ad alto contenuto di carboidrati sono la farina di cocco e di mandorle e la polvere di buccia di psillio.

Uno dei motivi per cui le persone non iniziano a fare il proprio pane chetogenico a casa, è a causa del mito che preparare il proprio pane sia difficile o richiede un sacco di attrezzature specializzate.

Nulla potrebbe essere più lontano dalla verità! Tutta l'attrezzatura di cui hai bisogno per preparare un delizioso pane fatto in casa a basso contenuto di carboidrati è molto probabilmente già nella tua cucina.

Avrai bisogno di alcune buone ciotole, teglie, teglia per muffin e alcuni semplici ingredienti che puoi facilmente trovare presso il tuo negozio di alimentari locale. Questo è tutto! Niente di complicato, vero?

Queste ricette per il pane chetogenico sono fatte per essere deliziose e completamente chetogeniche, ma sono anche pensate per essere accessibili a tutti indipendentemente dal fatto che tu abbia attrezzature speciali per la preparazione del pane o qualsiasi esperienza nella cottura del pane.

Con queste ricette a portata di mano, non dovrai fare più rinunce e niente potrà ostacolare il tuo successo nella perdita di peso.

MEAL PREP

Chetogenico

DIETA CHETOGENICA - RICETTE CHETOGENICHE A BASSO CONTENUTO DI
CARBOIDRATI PER BRUCIARE GRASSI, PERDERE PESO E MIGLIORARE LA
SALUTE - RISPARMIA TEMPO E DENARO CON IL MEAL PREPPING

KELLY KETLIS

Lightning Source UK Ltd.
Milton Keynes UK
UKHW020643100522
402764UK00013B/1273